健康·家庭·新生活

教师专属！
告别**慢性劳损**的健康手册

郭瑞芃   徐建方   编著

人民邮电出版社
北京

图书在版编目（CIP）数据

教师专属！告别慢性劳损的健康手册 / 郭瑞芃，徐建方编著. -- 北京：人民邮电出版社，2025. -- ISBN 978-7-115-65299-7

Ⅰ. R641-62

中国国家版本馆 CIP 数据核字第 2024HR2398 号

免 责 声 明

内 容 提 要

由于经常久站或久坐，大多数教师深受肩颈疼痛、骨盆前倾、手臂酸痛、足跟痛等慢性劳损问题的困扰。本书针对教师不同身体部位常见的慢性劳损问题，分析了其形成原因，讲解了其主要症状和预防措施，并提供了针对性的运动改善方案。此外，本书针对运动改善方案中的锻炼动作，就其动作步骤、锻炼益处、注意事项和易出现错误进行了详细讲解。本书适合中小学、职业院校、高等院校的教师阅读，对于经常久站或久坐、缺乏运动的人群也具有参考价值。

◆ 编　　著　郭瑞芃　徐建方
　　责任编辑　刘　蕊
　　责任印制　彭志环

◆ 人民邮电出版社出版发行　　　北京市丰台区成寿寺路 11 号
　　邮编　100164　　电子邮件　315@ptpress.com.cn
　　网址　https://www.ptpress.com.cn
　　北京盛通印刷股份有限公司印刷

◆ 开本：787×1092　1/32
　　印张：6　　　　　　　　　　　　2025 年 5 月第 1 版
　　字数：253 千字　　　　　　　　2025 年 5 月北京第 1 次印刷

定价：42.00 元

读者服务热线：(010)81055296　印装质量热线：(010)81055316
反盗版热线：(010)81055315

目录 CONTENTS

工作姿势图鉴 ·· vi

长时间使用计算机办公 ······································· vi

长期伏案工作 ··· viii

长时间站立上课 ··· x

休息小憩 ·· xii

第 1 章

肩颈不适 ··················· 1

■ 常见症状 1　颈部肌肉僵硬、酸痛 ···················· 2

■ 常见症状 2　"富贵包""乌龟脖" ···················· 4

■ 常见症状 3　耸肩、高低肩 ·························· 6

■ 常见症状 4　肩部疼痛无力 ························· 8

■ 常见症状 5　肩周炎 ······························· 10

第 2 章

手臂、肘部、腕部不适··· 13

■ 常见症状 6　鼠标手 ······························· 14

■ 常见症状 7　键盘手 ······························· 16

■ 常见症状 8　手和前臂内侧麻木、疼痛 ·············· 18

■ 常见症状 9　手臂肌肉酸痛 ························· 20

■ 常见症状 10　网球肘 ······························· 22

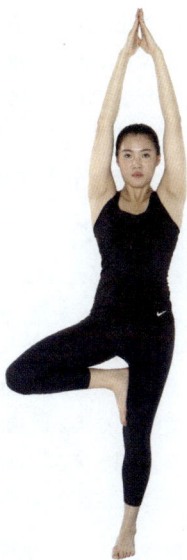

第 3 章

腰背不适 **25**

- 常见症状 11　背部疼痛、僵硬 26
- 常见症状 12　脊柱侧弯 28
- 常见症状 13　慢性腰肌劳损 30
- 常见症状 14　腰椎间盘突出，出现弯腰困难 32

第 4 章

髋关节、骨盆、臀部、下肢不适 **35**

- 常见症状 15　骨盆前倾 36
- 常见症状 16　骨盆后倾 38
- 常见症状 17　慢性前列腺炎 40
- 常见症状 18　臀腿麻痛 42
- 常见症状 19　膝骨关节炎 44
- 常见症状 20　下肢静脉曲张 46
- 常见症状 21　足跟痛 48

第 5 章

身体其他不适 **51**

- 常见症状 22　眼疲劳 52
- 常见症状 23　咽喉炎 54
- 常见症状 24　痔疮 56
- 常见症状 25　精神压力大 58

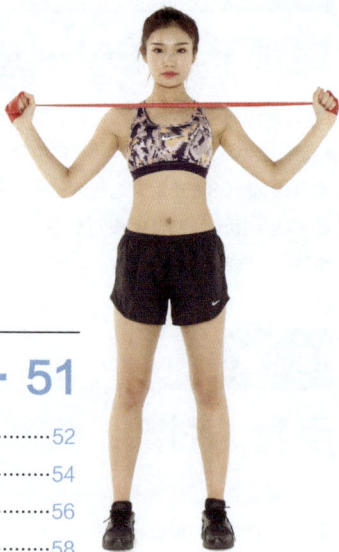

第 6 章

改善练习 ·············· **61**

- ■ 肩颈练习 ················· 62
- ■ 上肢练习 ················· 75
- ■ 胸背练习 ················· 93
- ■ 核心练习 ················· 105
- ■ 下肢练习 ················· 132
- ■ 全身练习 ················· 157

第 7 章

运动方案 ·············· **171**

- ■ 运动方案 1 工作间隙，多做全身拉伸操·········· 172
- ■ 运动方案 2 早晨起床、傍晚工作结束，一套操舒畅
  身体、解压解乏 ················· 174
- ■ 运动方案 3 每周都要做提升力量、改善心肺功能的
  练习 ················· 176
- ■ 运动方案 4 睡前拉伸、冥想，舒缓助眠·········· 178

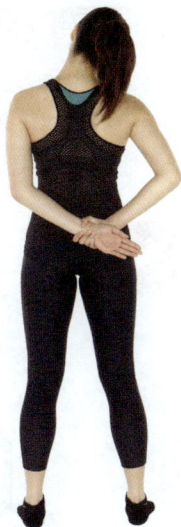

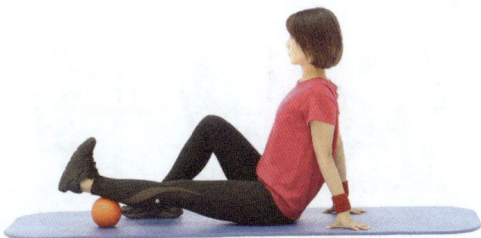

工作姿势图鉴

长时间使用计算机办公

使用计算机办公是教师不可避免的工作状态，保持正确的工作姿势不仅能缓解久坐带来的疲惫感，还能促进身体放松，进而提升工作效率。

❌ **错误坐姿**

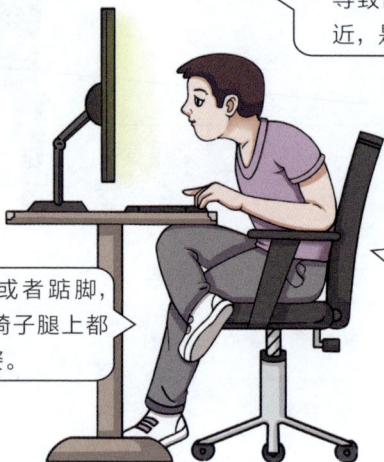

> 头前伸、弯腰、驼背，会导致眼睛离计算机屏幕太近，是不健康的坐姿表现。

> 双臂放在椅子扶手上，手握鼠标时手与前臂不在一条直线上，这些都是错误姿势。

> 跷二郎腿或者踮脚，双脚踩在椅子腿上都是错误坐姿。

其他错误坐姿

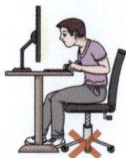
头前伸坐姿

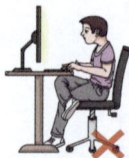
跷二郎腿坐姿

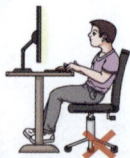
摊背坐姿

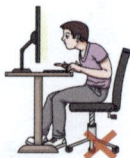
驼背坐姿

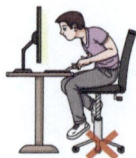
弯腰驼背坐姿

✅ 正确坐姿

眼睛距离屏幕40~50厘米，屏幕中心在视线下10~20度。

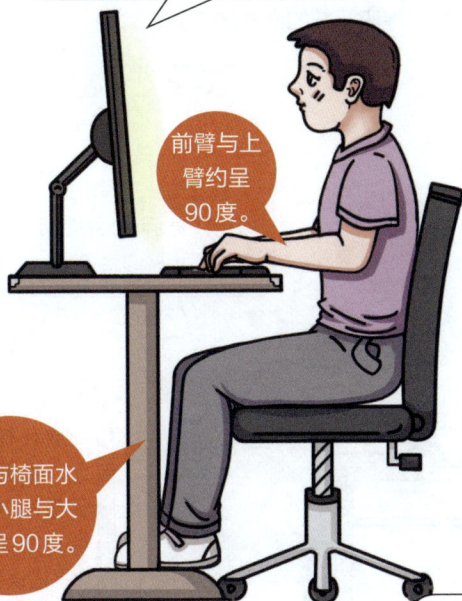

双臂放松，肩膀自然放平，腕部与前臂在同一水平线上。

前臂与上臂约呈90度。

靠背弧度要使腰部得以支撑。

大腿与椅面水平，小腿与大腿约呈90度。

脚底平放在地面上或踏板上。

使用可调节的座椅，并将椅子调到合适的高度。

上班族使用计算机建议

- 使用一小时计算机休息15分钟左右。
- 适当做一些室内运动。
- 多吃富含维生素的食物。

- 使用立式工作台或高度可调的办公桌时，身体保持中立位站姿办公，间歇活动身体或变换双腿重心。

大部分教师经常需要伏案工作，如备课、写教案、批改作业、阅读大量的教学参考资料等。保持正确的伏案工作姿势，是减轻教师身体负担、维护教师健康状况的必要措施。

❌ **错误姿势**

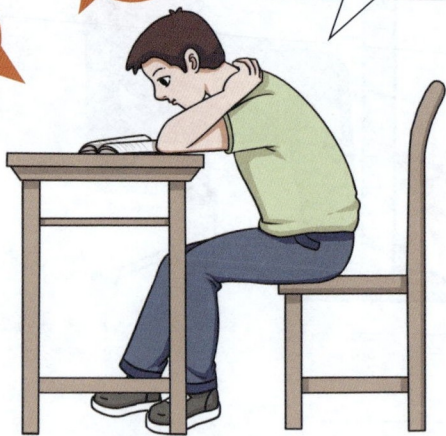

书本离身体过近。

头低角度过大。

头部歪斜、耸肩或收肩（肩胛骨后缩）都是不正确的坐姿。

交叉腿、单脚蹬地、跷二郎腿，或者重心总保持在单侧腿上，都是不正确的姿势。

座椅离桌面过远，会让腰部深弯，加重腰背负担。

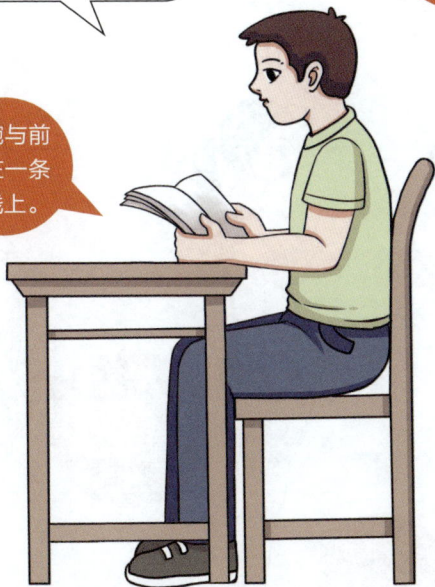

✓ **正确姿势**

眼睛距离书本35厘米左右。

头部保持自然状态，正中位置，下巴微收。

手腕与前臂在一条直线上。

肩膀放松下沉，双肩平衡。

座椅贴近桌面，胸口离桌子一拳距离。腰部自然挺直，背部自然放松。

桌子高度适宜，使前臂刚好能平放在桌面上。

膝盖下侧与椅子高度平齐，双脚平放于地面。

长时间站立上课

长时间站立上课是教师工作的常态，这非常容易导致身体疲劳。如果站立上课姿势不正确，会加重疲劳的程度，并带来一系列体态问题。

✕ 错误姿势

弯腰驼背的站姿会导致胸椎过度弯曲，形成头前伸、圆肩、驼背等异常体态。

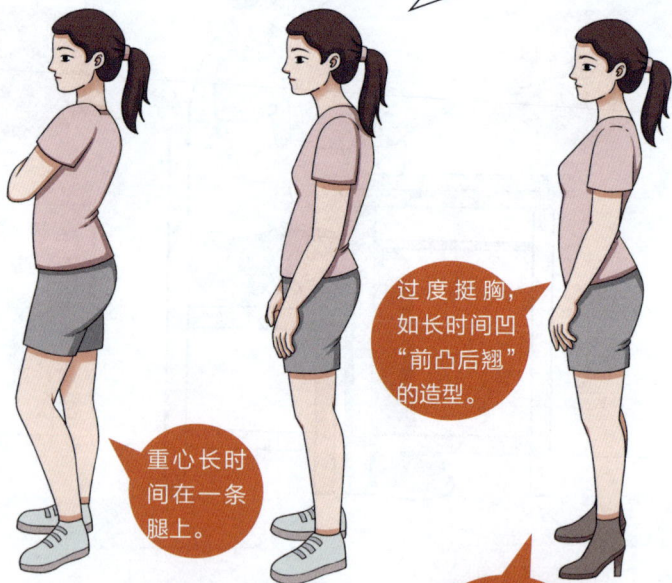

过度挺胸，如长时间凹"前凸后翘"的造型。

重心长时间在一条腿上。

经常穿高跟鞋会加重足前侧的负担，增大腰椎压力。

膝超伸、膝关节锁死、脚内扣、外八字站立等都是不正确的站立姿势。

✅ **正确姿势**

耳部、肩部、脊柱、膝盖、脚踝这几个部位，从上到下可以连成一条垂直于地面的直线。

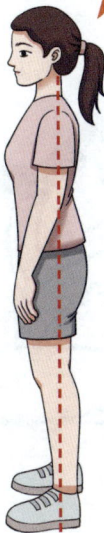

沉肩收腹，自然放松；尽量使用腹式呼吸。

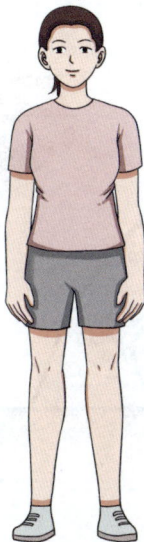

头部端正，双肩齐平。

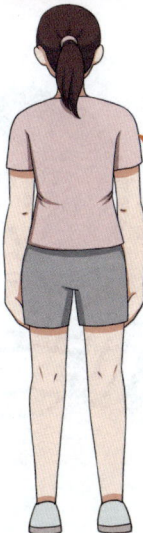

膝盖、脚尖对准身体正面，膝关节可略微弯曲。

可备一小矮凳，两脚轮流踩在上面。

教师长时间站立上课建议

● 开始站立时脚底踩实地面，两腿微微分开，尽量维持身体重心在前脚掌及两脚中间，均匀受力，不偏向某一边，长时间站立时将身体重心在两脚之间切换，如稍息姿势。

工作间隙正确的休息小憩姿势，会加快恢复精力和体力，提高工作效率。

✅ **正确姿势**

头部固定，减轻趴睡对颈椎的压力。

双手自然垂抱抱枕。

最好准备一个立体抱枕，抱枕有一定高度、不易变形。

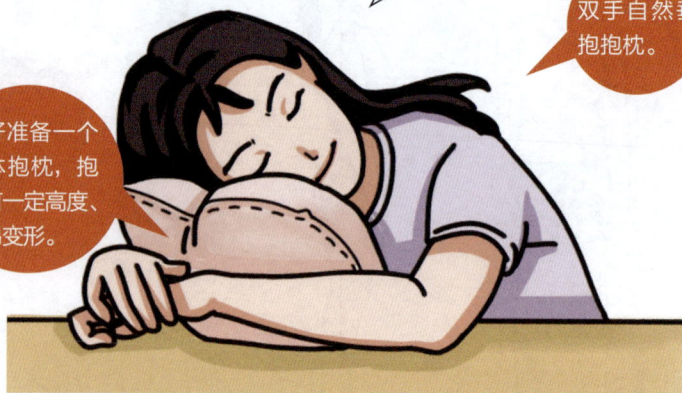

休息小憩建议

- 使用躺姿仰卧休息。在平坦舒适的表面仰卧时，使用颈枕保持头部和脖子约在同一平面上，双肩贴住床面，腰下和膝盖下方可放一个小枕头提供舒适支撑，保持脊柱生理曲线；侧卧时，将膝盖弯曲并放置在一起，将一个枕头放在膝盖之间以获得更好的支撑，同时头部的枕头高度约能填满侧颈窝。

- 如果不能平躺，尽量选择使用支持后靠或能后仰的办公椅，或者使用腰枕、颈垫或U型枕承重，双腿自然放松，双臂置于扶手上，上身尽量挺直，同时最好使用脚托或垫高双脚。

第 1 章

肩颈不适

肩颈不适的问题在教师中普遍存在。了解肩颈疼痛的原因，是教师进行自我保健的关键。本章内容以简洁生动的方式，展示了肩颈常见问题的症状、诱发原因以及相关生理结构，并给出了对应的运动指导。

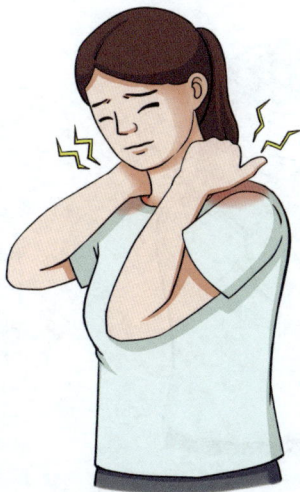

颈部肌肉僵硬、酸痛

自我诊断检查

- 肩颈易疲劳，有发硬、酸胀感。
- 肩颈处有酸酸麻麻的感觉，严重时有针扎的感觉，休息后缓解。
- 颈部活动受限，活动范围变小，或两侧活动范围不一致，严重时会出现头晕目眩等脑供血不足的症状。
- 肩颈肌肉压迫神经引起的手臂无力，手指有微微发麻的感觉。

相关示意图

肩部肌肉紧张、酸痛

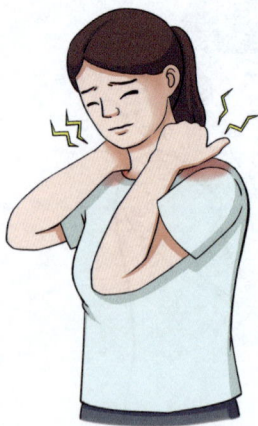

- ☑ 肩颈发胀、疼痛
- ☑ 头晕目眩
- ☑ 手麻，手无力
- ☑ 走路不稳

问题解说 ▶

常见原因

- 教师进行备课、批改作业、做科研等工作时，由于姿势长时间保持不变，或不正确的坐姿、站姿、躺姿等，容易引起肌肉劳损。

预防措施

- 尽量避免长时间不变的伏案姿势，隔一个小时就稍作休息放松、拉伸身体活动一会儿。
- 平时要注意锻炼颈部肌肉，有条件则可去享受肩、颈按摩，改善颈部血液循环。
- 头部做米字运动，切忌头部转圈。
- 每天做颈部肌肉的拉伸运动。
- 注意肩颈的防寒保暖。

！注意　如果出现头晕目眩或者是手臂无力、麻木、有针刺疼痛感则说明肌肉已经挤压了颈部血管或者神经，建议去医院就诊。

运动指导 ▶

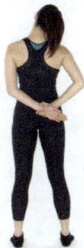

背后握臂拉
伸斜方肌
p62

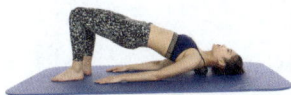

松解斜方肌
p63

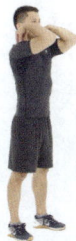

绕肩运动
p64

"富贵包" "乌龟脖"

自我诊断检查

- 习惯性地含胸、低头、颈前伸、驼背。
- 肩颈部肌肉酸痛，严重时会引起头晕、手臂发麻。
- 呼吸不畅，心慌胸闷气短，经常会出现想要深呼吸的感觉。
- 视觉上要比实际身高矮小。

相关示意图

正常体态

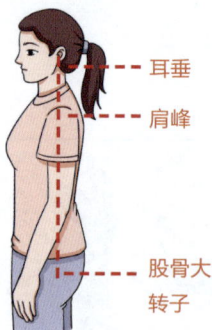

耳垂
肩峰
股骨大转子

"富贵包" "乌龟脖" 体态

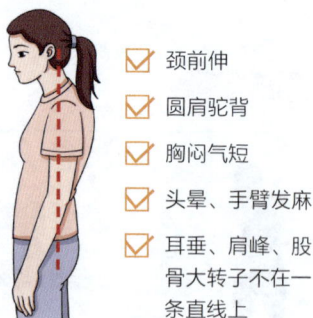

- ☑ 颈前伸
- ☑ 圆肩驼背
- ☑ 胸闷气短
- ☑ 头晕、手臂发麻
- ☑ 耳垂、肩峰、股骨大转子不在一条直线上

常见原因

● 肩颈肌肉失衡，肩背部负责伸展躯干、挺胸的肌肉纤维松弛无力，能维持颈椎生理曲度的颈深屈肌薄弱无力，胸肌、肩胛提肌、前斜角肌过强，容易引发习惯性含胸驼背、头前引等错误体态。

预防措施

● 放松颈后伸肌以及胸部肌肉。

● 强化颈深屈肌以及斜方肌。

● 纠正日常生活、工作、娱乐、休息时的错误体态。

● 每天练习单杠悬垂、引体向上，注意身体不要代偿，保持放松中立位和自然呼吸。

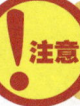

注意 头晕恶心等症状可能是由于卡压颈部神经和血管引起的，需去医院就诊。

运动指导

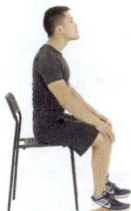

激活颈深屈肌
p65

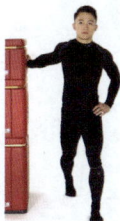

拉伸胸肌
p93

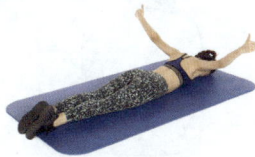

俯卧 T 字训练
p95

耸肩、高低肩

自我诊断检查

- 两肩在无负重、中立放松位置时高低不一致，或者背靠墙站立时肩膀高度不一致。
- 较高一侧的肩部可能出现单侧的僵硬、酸胀等不适感。
- 颈部有单侧的活动受限，两侧活动范围不一致。
- 单侧的胳膊无力或手指发麻。
- 休息或者放松状态下肩部没有自然下沉，呈现紧张耸起的状态。

相关示意图

耸肩、高低肩

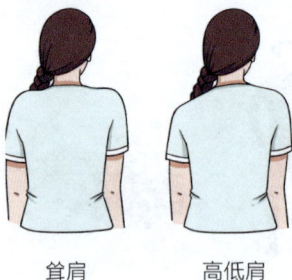

耸肩　　　　高低肩

- ☑ 双肩高度不一致
- ☑ 较高一侧肩部酸胀
- ☑ 单侧手臂无力
- ☑ 单侧手指发麻

问题解说

常见原因

- 日常错误姿势使肩部肌肉紧张、力量不均，导致两侧肩颈肌肉长期失衡，从而引起肩部高低不一或肩颈紧张僵硬，呈耸肩或高低肩体态。

预防措施

- 松解较高一侧的肌群，进行单侧的拉伸放松。
- 纠正日常生活、工作、娱乐、休息时的错误体态。
- 每天练习单杠悬垂、引体向上，注意身体不要代偿，保持放松中立位和自然呼吸。
- 加强薄弱一侧的肌肉力量。

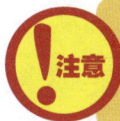

注意 脊柱发育不良或者后天引发的脊柱侧弯导致的高低肩会引起手部发麻、无力，可能是由于神经卡压引起的，建议去医院就诊。

运动指导

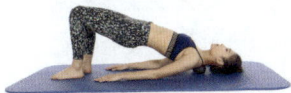

松解斜方肌
p63

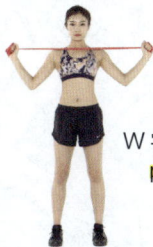

W 字激活
p97

肩部疼痛无力

自我诊断检查

- 肩关节主动、被动活动度受限。
- 伴有夜间明显的剧烈疼痛,严重影响日常生活和睡眠。
- 因长期受疼痛影响,产生焦虑、抑郁等情绪。
- 肩部肌肉萎缩,肩关节前、后、外侧均有压痛,外展功能受限明显,出现典型的"扛肩"现象。

相关示意图

肩部疼痛无力

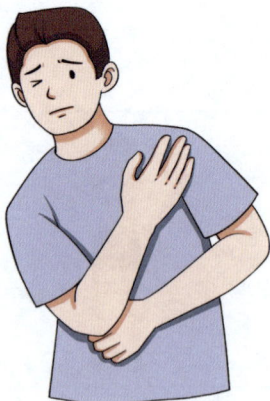

☑ 肩关节活动受限

☑ 肩关节疼痛

☑ 肩关节压痛

☑ 焦虑、抑郁

问题解说 ▶

常见原因

- 教师用粉笔书写时肩部或肩部以上的重复性活动过多。
- 肩关节囊损伤、肩袖损伤等也会导致肩部疼痛无力，它们都与长期过度使用肩关节有关，这些损伤引发了肩关节局部的无菌性炎症，再加上损伤引起的手臂功能受限等原因，从而引起肩臂力量下降。

预防措施

- 注意保暖，可以适当热敷增加局部血液循环以加快修复。
- 增加恢复肩关节功能的运动训练。
- 劳逸结合，注意肩部休息与放松。

！注意 如果动作练习后无改善，或症状影响到日常的工作生活状态，则建议去医院就诊。

运动指导 ▶

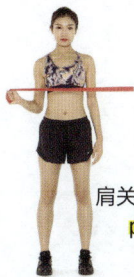

肩关节外旋
p66

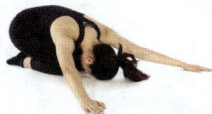

跪式双臂伸出
p99

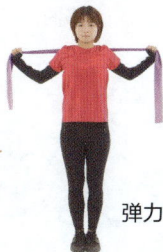

弹力带抗阻 W 字
下拉
p100

肩周炎

自我诊断检查

- 无论是自己主动上抬胳膊，还是被其他人拉住上抬胳膊都会引发疼痛。
- 肩周按压产生压痛，且压痛点广泛。
- 在急性炎症期过去后，疼痛可能会减轻，但会出现肩关节变硬以及活动范围减少的状况，或肌肉力量减弱，肩关节的基本活动能力下降。

相关示意图

肩周炎

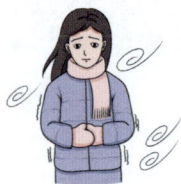

肩部怕冷

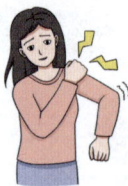

明显压痛

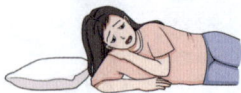

活动受限

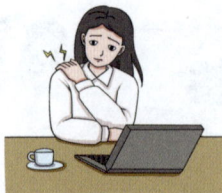

肩膀疼痛

问题解说 ▶

常见原因

● 肩关节周围的肌肉肌腱、韧带、关节囊等软组织损伤、退变引发的无菌性炎症、慢性劳损等，多发于50岁左右人群，但有年轻化的趋势。

预防措施

● 注意肩部保暖。

● 强化肩关节附近肌肉，保持肩关节的正常活动度，避免长期过度使用同一姿势和角度。

● 初期可以进行手指爬墙等恢复训练。

● 劳逸结合，注意肩部休息与放松。

注意 如果动作练习后无改善，或症状影响到日常的工作生活状态，则建议去医院就诊。

运动指导 ▶

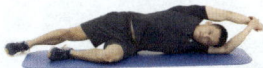

侧卧伸展手臂
p102

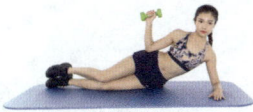

侧卧肩外旋
p68

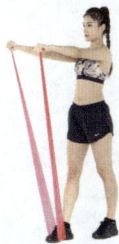

双臂前平举
p69

第2章

手臂、肘部、腕部不适

手臂、肘部、腕部不适的问题在教师中普遍存在，这是由教师工作特点决定的。找到手臂、肘部、腕部不适的原因是教师进行自我保健的关键。本章内容以简洁生动的方式，展示了手臂、肘部、腕部不适的常见症状、原因以及相关生理结构，并给出了对应的运动指导。

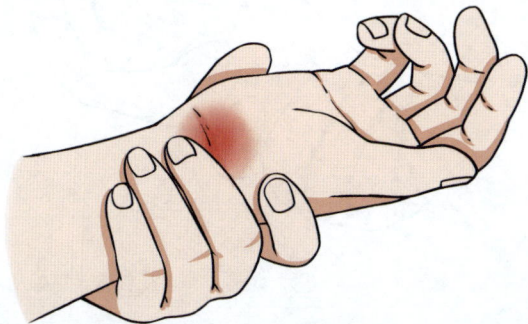

鼠标手

自我诊断检查

- 手的拇指、食指、中指疼痛麻木，有时会放射到肘部、肩部。
- 握拳无力、没有办法提重物、做拇指对掌或屈指也无力。
- 疼痛通常在夜间加重，影响睡眠质量，晨起后疼痛明显。
- 甩手后症状减轻。
- 患侧手大小鱼际肌肉萎缩、皮肤发亮、指甲增厚等。
- 严重时神经和肌肉可能会永久受损。

相关示意图

鼠标手

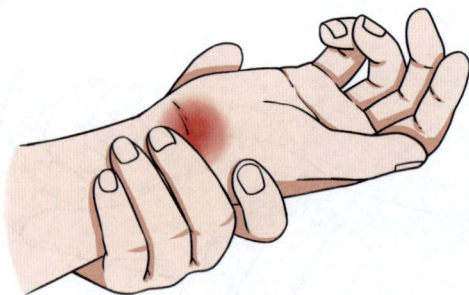

☑ 疼痛　　☑ 麻木　　☑ 运动障碍

问题解说

常见原因

● 办公时长时间保持屈曲手腕的姿势，习惯于手指发力，手部过度劳损，引起正中神经被卡压，导致手部相关部位感觉异常和功能障碍。

预防措施

● 注意手部休息，劳逸结合，避免手腕与前臂长时间不在一条水平线上（如腾空手腕、手臂悬空），移动鼠标时尽量靠臂力，以减少手腕受力。

● 温水洗手，手部多保暖。

● 每隔1小时放松手腕3分钟。

● 若已出现一些症状，应减少手腕的使用时间，可以佩戴专门的手腕固定器，夜间亦可佩戴，以减轻夜间疼痛感。

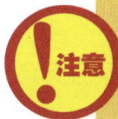

注意 若运动练习后症状无缓解，或已经出现肌肉萎缩、神经受损，建议直接去医院就诊，本书提供的动作练习亦可作为术后的康复末期训练动作使用，但须注意练习时控制强度，出现疼痛立即停止。

运动指导

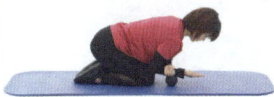

筋膜球放松前臂肌群
p75

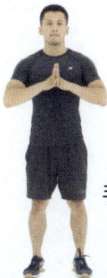

手指左右摇摆
对抗伸展
p77

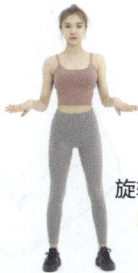

旋转手腕
p79

15

键盘手

自我诊断检查

- 常用手腕的拇指侧疼痛、肿胀及压痛。
- 一开始表现为在活动时手腕"咯噔咯噔"响，以及过度劳作时手腕酸胀。
- 早上醒来时感觉手腕拇指侧僵硬、疼痛。
- 手腕拇指侧可能会鼓起一个软囊包。
- 严重时出现活动受限。

相关示意图

腱鞘炎

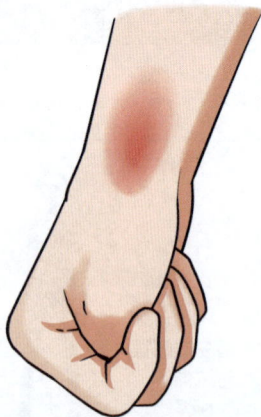

☑ 拇指疼痛、肿胀

☑ 手腕拇指侧疼痛、压痛

☑ 拇指活动受限

问题解说

常见原因

● 办公时长时间反复活动手部，手部过度劳损，拇长展肌腱和拇短伸肌腱在桡骨茎突部腱鞘内反复摩擦，使腱鞘局部充血、水肿、增厚，从而造成腱鞘局部狭窄，卡压肌腱。

预防措施

● 不要过于用力地敲打键盘。每隔1小时放松手腕3分钟。

● 注意手部休息，劳逸结合，避免手腕与前臂长时间不在一条水平线上（如腾空手腕、手臂悬空）。

● 温水洗手，手部多保暖。

● 若已出现一些症状，应减少手腕的使用时间，日常办公可以佩戴专门的手腕固定器，且需要把拇指也固定起来。

注意 若运动练习后症状无缓解，建议直接去医院就诊，本书提供的动作练习亦可作为术后的康复末期训练动作使用，但须注意练习时控制强度，出现疼痛立即停止。

运动指导

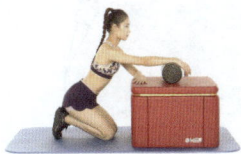

泡沫轴放松前臂肌群
p81

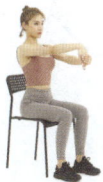

拉伸手腕
p83

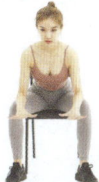

拉伸手指
p84

手和前臂内侧麻木、疼痛

自我诊断检查

- 无名指、小指、肘关节内侧或前臂内侧麻木、无力、疼痛、易疲劳。
- 手部精细动作不灵活。
- 可能随着活动量增大而加重不适感。
- 严重时出现手部内侧肌肉萎缩，甚至爪形手。

相关示意图

肘管综合征

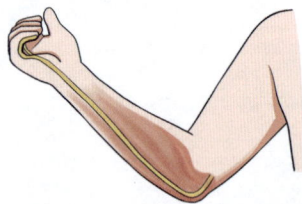

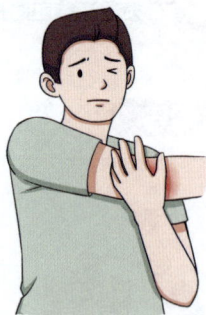

☑ 尺神经受损　　☑ 小指无力　　☑ 感觉麻木　　☑ 肌肉萎缩

问题解说

常见原因

- 长期伏案弯曲肘部工作，或习惯把手肘撑在座椅扶手/桌面上，或肘关节局部反复活动形成慢性劳损，其尺神经在肘部被过度牵拉或被卡压，引发手和前臂内侧麻木、疼痛等症状。
- 坐姿或卧姿休息小憩时，枕肘睡觉也会引发此症状。

预防措施

- 避免长时间的肘关节反复运动。
- 避免持续性屈肘，在屈肘办公时使用软垫垫于肘下。
- 避免倚靠、压迫肘部，避免对手臂内侧施加压力，肘部支撑办公每超过1小时应起身活动，拉伸肘关节周围肌肉。
- 若已出现轻微症状，则停止任何对肱三头肌的运动训练，避免提重物，防止症状加重。

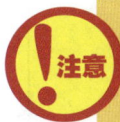 注意

若运动练习后症状无缓解，或已经出现肌肉萎缩、手部无力握拳、爪形手等症状，建议直接去医院就诊，本书提供的动作练习亦可作为术后的康复末期训练动作使用，但须注意练习时控制强度，出现疼痛立即停止。

运动指导

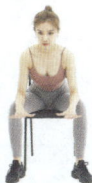
拉伸手指
p84

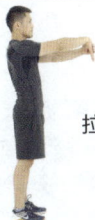
拉伸前臂内侧
p85

手臂肌肉酸痛

自我诊断检查

- 做简单的手臂运动如屈伸手腕或者手肘时会引起酸痛，或者有无力感。
- 休息后会自行消失。
- 未充分休息而引发长期慢性炎症，导致经常性手臂疼痛等。

相关示意图

手臂肌肉酸痛

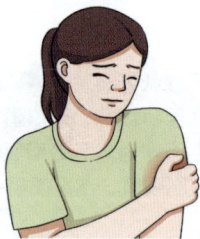

问题解说

常见原因

- 教师人群经常需要板书、操作计算机或者做科研等，短时间内高强度地进行同一个动作或者长期反复使手臂处于一个角度进行超负荷的运动，会形成慢性劳损，导致肌腱和骨的附着处产生无菌性炎症。

- 长期发力姿势不正确，或者肌肉代偿，引起手臂肌肉紧张，引发肌筋膜炎症。

预防措施

- 避免长时间维持一个动作或者姿势，伏案工作1小时后就要起身活动一下疲劳的肌肉或者进行拉伸放松。
- 强化手臂肌肉，进行肘、腕关节的训练。
- 运动完冷敷10～20分钟，可减轻炎症反应，日常热敷酸痛处，促进肌肉损伤修复。

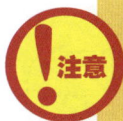

注意 如果手臂疼痛通过动作练习后没有好转，或者出现发红、肿胀、难以移动或旋转手臂时疼痛加剧，则建议直接去医院就诊，本书提供的动作练习亦可作为术后的康复末期训练动作使用，但须注意练习时控制强度，出现疼痛立即停止。

运动指导

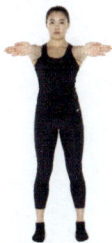

屈伸手腕
p86

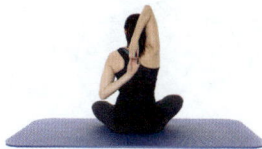

牛面式拉伸
p70

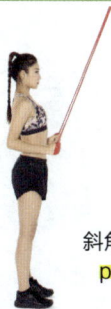

斜角下拉
p103

网球肘

自我诊断检查

- 肘关节外侧局限性疼痛，可能向前臂放射。

- 影响手部握持工具，如做拧干毛巾等动作时，可能疼痛加重或无力完成，再如端起茶杯时，肘外侧有疼痛感。

- 肘外侧有局限性压痛点，但肘关节不肿大，肘关节屈伸活动范围不受限制。

相关示意图

网球肘

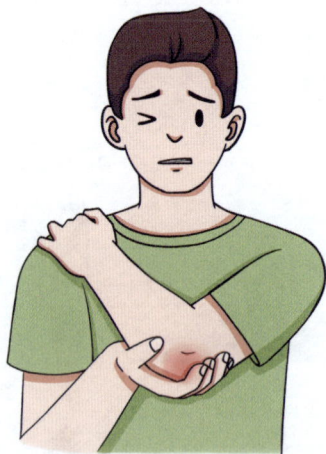

☑ 肘外侧酸痛

☑ 活动受限

问题解说

常见原因

● 特殊职业人群，如网球、羽毛球运动员，老师或者需要长期操作计算机者，长期反复进行固定的动作，引起局部无菌性炎症，出现疼痛症状。

预防措施

● 避免长时间重复固定的动作，可以增加其他项目，使训练或者活动更加多样化。

● 增加前臂以及手腕的肌肉力量训练。

● 日常做前臂以及手腕的拉伸运动，如手腕屈曲、伸展运动等，强度以可以忍受范围内的疼痛为限度。

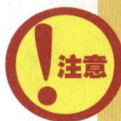 **注意** 如果通过动作练习后没有好转，或影响到日常工作生活状态，则建议直接去医院就诊，本书提供的动作练习亦可作为术后的康复末期训练动作使用，但须注意练习时控制强度，出现疼痛立即停止。

运动指导

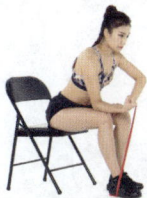

抗阻屈腕
p88

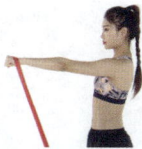

前臂旋转
p90

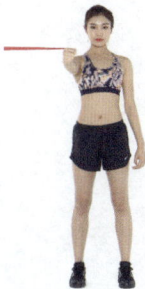

手臂内收
p91

第 3 章

腰背不适

由于教师需要长期站立工作，批阅作业和备课时又需要长时间以坐姿工作，很容易引起腰背不适。找到腰背不适的原因是教师进行自我保健的关键。本章内容以简洁生动的方式，展示了腰背部不适的常见症状、原因以及相关生理结构，并给出了对应的运动指导。

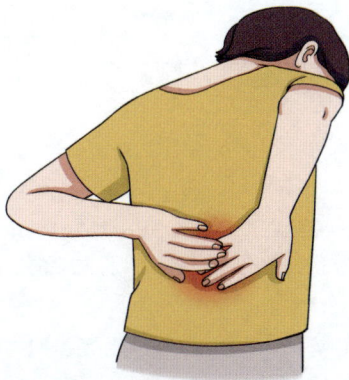

背部疼痛、僵硬

自我诊断检查

- 背部紧张、僵硬，肩胛骨附近疼痛。
- 身体向前弯，拉伸到紧绷僵硬的背部肌肉时会明显酸痛。
- 疼痛多为酸痛、刺痛，背部疼痛位置可触及条索状、结节状。
- 受风寒或劳累后症状加重，但腰背肌活动大多正常。

相关示意图

背部疼痛、僵硬

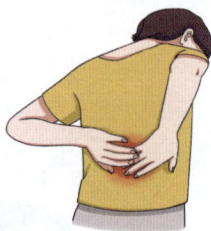

问题解说

常见原因

- 以长期不正确的姿势伏案办公或使用计算机工作等，背部肌肉处于被拉长的状态，长期得不到放松，肌力变弱，肌筋膜紧张引发慢性炎症。
- 长期维持一个姿势尤其是错误姿势导致肌群肌力失衡，使某个肌肉或小肌群长期紧张，肌腱和骨的附着处应力集中从而引起慢性无菌性炎症。

● 缺少身体活动。

预防措施

● 每日进行背部的放松、拉伸运动。

● 注意防寒保暖。

● 减少熬夜劳累情况，增强身体免疫力。

● 每办公1小时就放松活动5分钟。

● 纠正各种日常生活工作状态下的身体姿态，保持正确的体态。

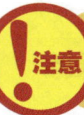 **注意** 若动作练习后无改善，或有其他脏器病、明显不是肌肉劳损的问题等，应及时去医院就诊。

运动指导

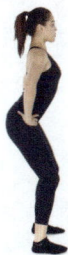
骨盆倾斜运动
p105

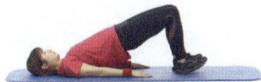
臀桥
p132

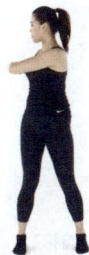
转身运动
p107

脊柱侧弯

自我诊断检查

- 肩背部不平，高低肩，肩胛骨不对称。

- 骨盆倾斜，长短腿。

- 进一步发展会导致腰、背、腿部疼痛，呼吸气喘气短，严重时会压迫脊髓甚至瘫痪。

相关示意图

正常脊柱

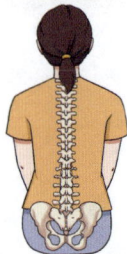

C 型脊柱侧弯

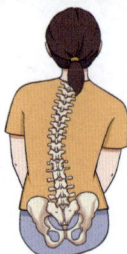

S 型脊柱侧弯

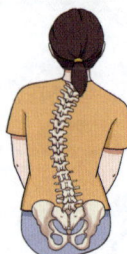

问题解说

常见原因

- 骨骼发育期的错误姿势，身体负担负荷过重，以及肌肉力量不均衡是常见诱因。

- 成年人尤其是教师人群，无论是需要长时间使用计算机还是做科研，长时间处于同一姿势都可能会引起肌力不平衡或者代偿等问题，从而引起脊柱旋转等，最后诱发脊柱侧弯。

预防措施

- 增强脊柱稳定性是预防脊柱侧弯的关键，增加脊柱附近肌群的肌力训练。
- 每天多做单杠悬垂，或吊单杠同时增加并腿画圈运动，放松脊椎关节。
- 纠正日常不良姿势，保持正确的日常生活工作体态。
- 尽量少做单侧肢体多发力的活动和运动，注意两侧肢体肌力平衡发展。

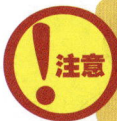

！注意 脊柱侧弯较为严重的程度下可能累及胸肺或者肠胃系统，单纯运动改善收效不足，需要就医并做特定性运动疗法矫正。

运动指导

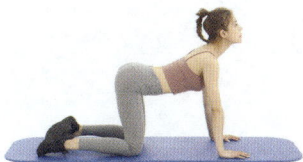

猫式拉伸
p109

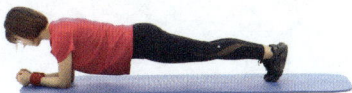

平板支撑
p111

慢性腰肌劳损

自我诊断检查

- 腰痛长期反复，主要是腰背部两边的肌肉疼，酸胀感可能在活动后减轻，劳累时加重。
- 可能伴有臀部痛，但是腿部没有放射痛和麻木感。
- 严重时可导致无法快速直起腰等，但慢动作可以。
- 腰部有压痛感。
- 阴雨、寒冷环境可能会加重疼痛。

相关示意图

慢性腰肌劳损

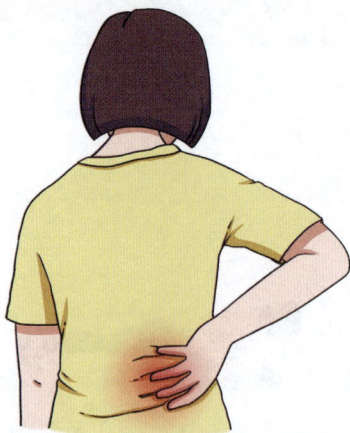

☑ 疼痛

☑ 腰部活动受限

问题解说

常见原因

- 因腰背部肌肉、筋膜、韧带等软组织的慢性损伤而导致的无菌性炎症，教师久坐办公、姿势不正确、长期劳损是其诱发因素。

预防措施

- 坐姿、躺姿正确，减少腰椎的负担。
- 腰痛发作时避免长时间行走，应控制行走时间并多休息。
- 纠正错误姿势且不要一个动作维持过长时间，在办公间隙可以增加拉伸等恢复动作。
- 强化腰背肌力。

注意 如果伴有下肢的放射痛或者麻木感、皮肤冷热压力或者触感异常，则需前往医院就诊。

运动指导

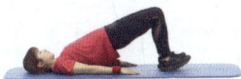

臀桥
p132

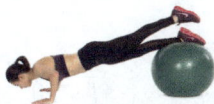

瑞士球抬腿俯卧撑
p112

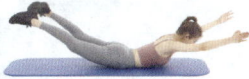

两头起
p114

腰椎间盘突出，出现弯腰困难

自我诊断检查

- 主要疼痛部位是腰部中间，压痛时可出现下肢放射痛。
- 肌肉有麻木感，麻木感可能累及四肢。
- 下腹部或者大腿前侧疼痛。
- 腰部至下肢后侧的放射性刺痛或者麻木感。
- 严重时会出现腰部和下肢的电击式剧痛，可能还伴有麻木感。
- 神经遭受挤压甚至出现皮肤冷热感异常。

相关示意图

腰椎间盘突出

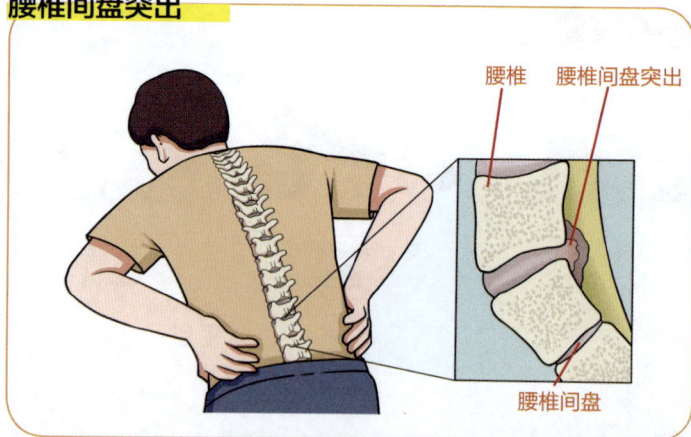

腰椎　　腰椎间盘突出

腰椎间盘

问题解说

常见原因

- 主要是由椎间盘退行性变化以及平时的姿势不正确、外伤或是负荷过大导致的。

预防措施

- 日常保持正确的站姿，脊柱不正或者旋转都会导致椎间盘局部应力增大，从而加大椎间盘受损以及突出的可能性。
- 急性期发病时以休息为主，可适当走动，也可做些简单的腰背训练，避免长时间行走造成椎间盘组织负荷增加。
- 恢复期可以进行腰椎间盘肌肉锻炼，由于腰椎间盘突出属于活动幅度不宜过大的疾病，因此在恢复期最好以有负荷但是腰部活动幅度较小的动作为好，负荷以不引起疼痛为限度。
- 每天练习单杠悬垂（吊单杠），放松脊椎关节。
- 搬重物时注意姿势正确，不可突然用力过猛或用腰部发力过多。

注意 如果症状严重影响到日常工作生活，或动作练习后无改善，则建议直接去医院就诊。

运动指导

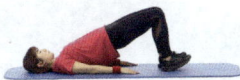

臀桥
p132

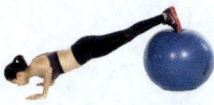

瑞士球俯卧撑
p116

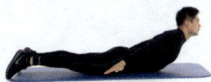

上身抬起
p118

髋关节、骨盆、臀部、下肢不适

由于教师长期站、长期坐的工作特点，很容易引起髋部周围和下肢的不适。找到髋部周围和下肢不适的原因是教师进行自我保健的关键。本章内容以简洁生动的方式，展示了髋关节、骨盆、臀部、下肢不适的常见症状、原因以及相关生理结构，并给出了对应的运动指导。

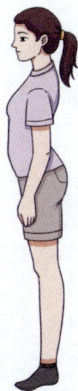

骨盆前倾

自我诊断检查

- 可以观察到小腹向前突出，且臀部向后撅起。

- 贴墙站立，上背和臀部都紧贴墙面，如果下背部后腰处可以放入一掌，则为正常骨盆；如果能放入一个拳头或者更空，则属于骨盆前倾。

相关示意图

正常骨盆

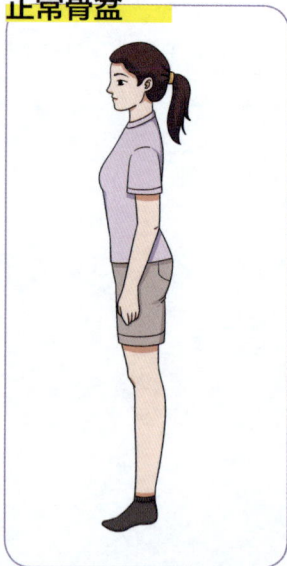

骨盆前倾

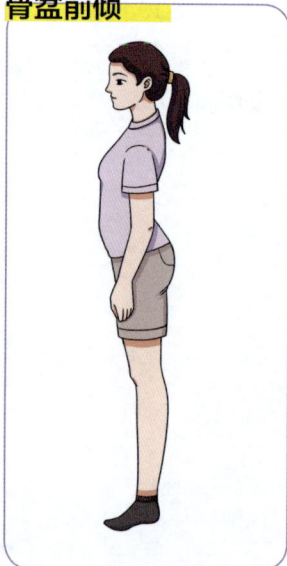

问题解说

常见原因

● 骨盆前倾的主要诱因是长期的错误姿势引发的肌群力量失衡，主要与腹肌以及臀部和大腿后侧的肌群过于薄弱、相对的大腿前侧和下背后腰的肌肉长期处于绷紧的状态有关。教师久站、久坐和不良站、坐姿都可能会引起骨盆前倾。

预防措施

● 注意保持正确的站、坐姿。

● 减少穿高跟鞋的时间。

● 拉伸放松下背部以及后腰的肌肉。

● 针对性地强化腹部深层肌肉以及大腿后侧肌群，但不建议做仰卧起坐，普通人做可能会引发代偿，使髂腰肌练得更紧，反而弊大于利。

！注意 如果症状引发腰部易疲劳、疼痛，影响到日常工作生活，或动作练习后无改善，则建议去医院就诊。

运动指导

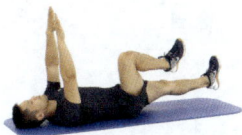

死虫子式训练
p119

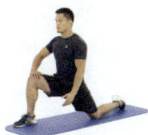

拉伸髂腰肌
p134

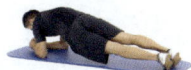

平板支撑左右顶髋
p121

常见症状 16 骨盆后倾

自我诊断检查

- 可以观察到弯腰驼背、臀部塌陷。
- 贴墙站立，上背和臀部都紧贴墙面，如果下背部后腰处可以放入一掌，则为正常骨盆；如果无法插入一掌，则属于骨盆后倾。

相关示意图

正常骨盆

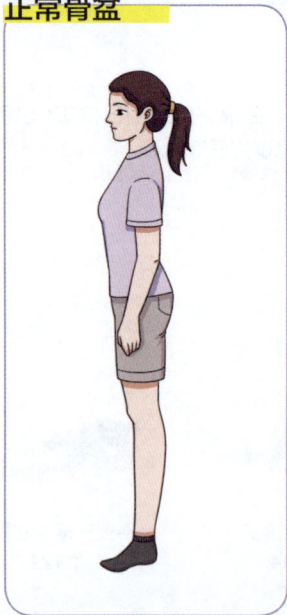

骨盆后倾

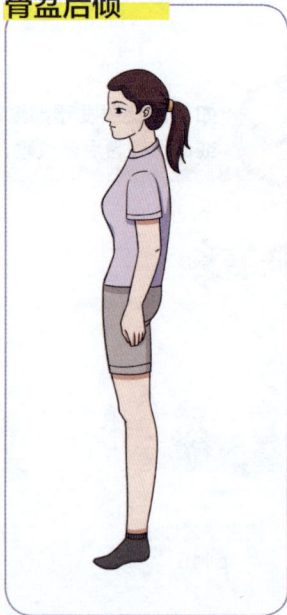

问题解说

常见原因

● 骨盆后倾多是下背部肌群和屈髋肌群的无力导致的，和骨盆前倾相反。

● 诱因也是长期的错误姿势引发的肌群力量失衡，由于长期弯腰驼背姿态、"葛优瘫"姿势导致的腰背肌肉长期被拉长而变得较为薄弱，而腹部肌肉长期处于短缩紧张状态，下肢的臀大肌、腘绳肌较为紧张拉着盆骨向后翻转，从而出现臀部扁平的状态。

● 骨盆后倾还会带来脊柱曲度改变的问题，加大脊柱的压力，导致其他的症状。

预防措施

● 注意保持正确的站姿和坐姿，腰背挺直，骨盆保持中立位，减少弯腰驼背的状态。

● 拉伸紧张的腹部肌肉、大腿后侧的肌肉，强化屈髋和背部的肌肉，以及大腿前侧的肌肉。

注意 如果症状引发腰部易疲劳、疼痛，影响到日常工作生活，或动作练习后无改善，则建议去医院就诊。

运动指导

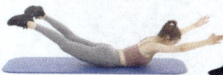

两头起
p114

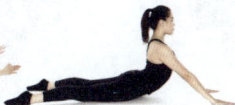

动态眼镜蛇式
p123

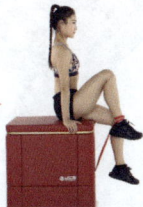

坐姿弹力带
单侧屈髋
p136

第 4 章　髋关节、骨盆、臀部、下肢不适

39

慢性前列腺炎

自我诊断检查

- 尿频，即超过了白天平均排尿4～6次，夜间就寝后0～2次的次数。
- 尿痛，即排尿时感到尿道热痒、异物感或烧灼刀割感。
- 尿急是常见的最初症状，尿意一来就必须尽快排尿。
- 排尿时"关不紧，开不利"。
- 小腹坠胀或疼痛。
- 性功能出现问题。
- 甚至出现全身症状，如失眠多梦、脱发、手脚冰凉、记忆力减退等。

相关示意图

正常前列腺

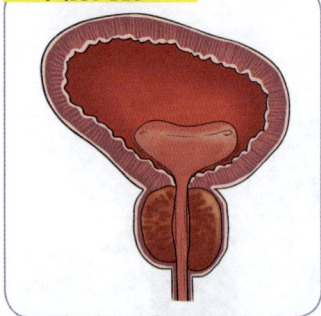

发炎的前列腺

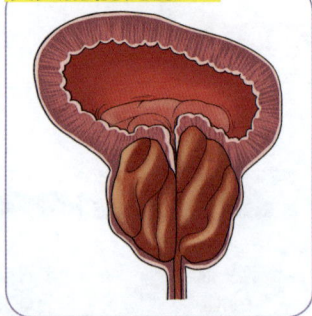

问题解说

常见原因

- 教师久坐不活动、憋尿、疲乏熬夜、压力大、心情抑郁或焦虑、受寒等都可能引发自身免疫力下降，导致身体出现急性炎症继而转为慢性前列腺炎。

预防措施

- 远离烟酒，清淡饮食，多吃富含维生素C的蔬菜水果，少吃辛辣刺激的食物，高糖油腻的食物少吃。
- 避免久坐，经常做有氧、团体运动，注重下肢运动，提升心情愉悦度，释放压力，舒缓焦虑。
- 日常练习腹式呼吸，形成习惯。
- 避免劳累熬夜，保持充足睡眠，提升免疫力。
- 注意私处卫生。
- 不憋尿，每天足量饮水，不要等到口渴再饮水。

! 注意 如果症状明显会对生活、工作造成影响则需要去医院就诊，但本书提供的动作练习可作为日常辅助锻炼使用。

运动指导

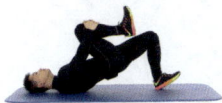

臀桥 - 抱膝式
p138

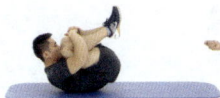

盆底肌牵拉放松运动
p140

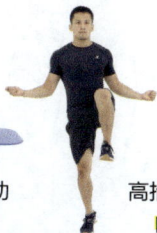

高抬腿跳绳
p156

臀腿麻痛

自我诊断检查

- 双腿经常感到麻木。

- 疼痛可能从腰部开始，也可能从臀部开始，沿大腿后侧、小腿外侧向足部放射，持续性疼痛并阵发性加剧。

- 行走、咳嗽、打喷嚏、弯腰、活动下肢时疼痛感加重。

- 臀腿可能出现刺痛感和无力感。

相关示意图

臀腿麻痛

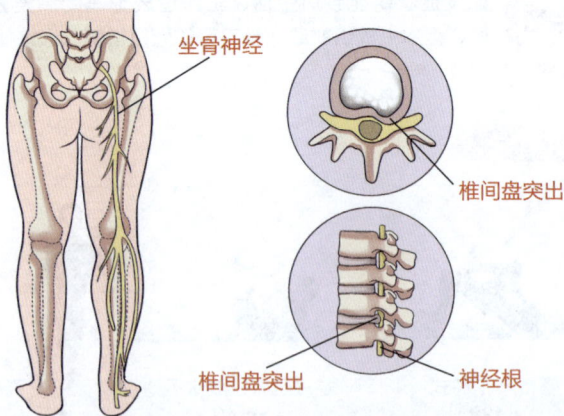

坐骨神经

椎间盘突出

椎间盘突出　　神经根

问题解说

常见原因

- 教师人群久坐以及不正确的坐姿会引起腰部或臀部肌肉紧绷压迫到神经，或引起椎间盘突出压迫坐骨神经，或引发臀小肌劳损。

预防措施

- 注意坐姿，不要长时间坐着不活动。
- 注意防寒保暖。
- 避免反复屈伸腰部。
- 工作时的站姿、睡姿、拿重物的姿态都要保持正确，不可突然用力过猛，加大关节压力。
- 加强腰臀肌力量训练和日常拉伸，预防损伤，减轻疼痛。

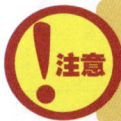

!注意 若运动练习后症状无缓解，建议直接去医院康复科就诊，但本书提供的动作练习亦可作为术后的康复末期训练动作使用，同时须注意练习时控制强度，出现疼痛立即停止。

运动指导

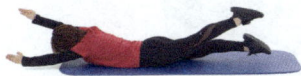

动态俯卧肢体
伸展训练
p125

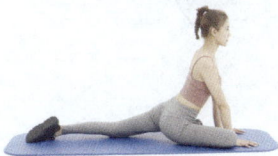

鸽子式
p141

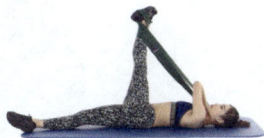

拉伸腘绳肌
p142

膝骨关节炎

自我诊断检查

- 膝关节疼痛，活动受限，关节肿胀，压痛，出现骨摩擦音。
- 膝关节僵直，尤其是早晨起床时出现较重（晨僵）的症状。

相关示意图

膝骨关节炎

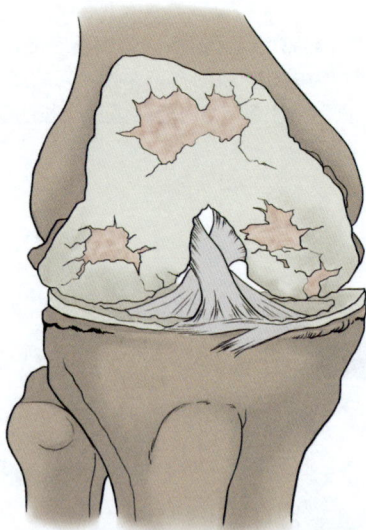

问题解说

常见原因

● 以关节面软骨退变为中心，逐步累及整个膝关节，包括软骨下骨质、韧带、关节囊、滑膜以及关节周围的肌肉组织等，从而导致关节逐渐变得畸形和被破坏，最终导致膝关节的解剖结构异常和功能障碍。

● 教师人群久站、久坐以及体重超标是加重膝骨关节炎症状的诱因。

预防措施

● 保持合理的体重。

● 增加下肢肌力，避免过长时间、过大负荷的运动习惯，如长期暴走等。

● 急性发作时以静养为主，日常保暖很重要。

● 慢性反复发作时，以中低强度锻炼为主，选择游泳等减少膝关节压力的运动项目。

● 日常可进行姿势正确的上楼梯锻炼，但下楼梯建议乘坐电梯，爬山也建议坐索道下山，若走路下楼梯则建议使用正确姿势，充分缓冲落地。

> **注意** 如果症状严重影响到日常工作生活，或动作练习后无改善，则建议直接去医院就诊。

运动指导

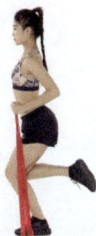

单腿半蹲
p143

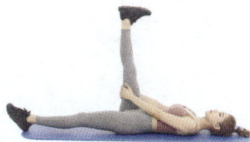

徒手腘绳肌拉伸
p145

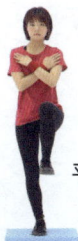

平衡垫单腿站立
p147

第 4 章 髋关节、骨盆、臀部、下肢不适

45

下肢静脉曲张

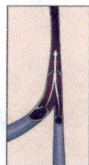

自我诊断检查

● 下肢静脉扩张明显，下肢可看到蚯蚓状的血管网，初期可能无疼痛感。

● 中期蚯蚓状血管可能呈现网状或者团状，且数量较多。

● 除了血管团之外还伴有水肿，长时间站立和行走会加重肿胀和不适感。

相关示意图

下肢静脉曲张

正常的静脉
血管

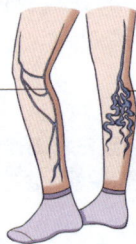

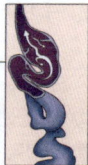

发生静脉曲张的
静脉血管

问题解说

常见原因

● 教师长时间站立授课，腿部肌肉长期处于紧张状态，下肢静脉内的血栓可能形成静脉内压力，使静脉血不易向心脏回流，造成下肢肿胀、疼痛，严重时引起静脉曲张。

● 长期盘腿、跷二郎腿、跪坐等，给腘窝施加压力，导致腘窝处的血液回流异常。

- 久坐、肥胖、慢性咳嗽、慢性便秘等使腹压长期处于增高状态。

预防措施

- 尽量避免长时间站立，在课堂讲课时可尝试将身体重心交替由一只脚移到另一只脚上，始终保持一只脚处在休息状态，可慢步走动。
- 充分利用课间休息时间活动双腿，促进血液循环。
- 每隔一段时间使背、颈部和腹部的肌肉绷紧30 ~ 40秒，以保持良好的体态。
- 穿能支撑住足弓的矮跟或中跟鞋，或贴身穿高弹静脉长筒袜，保护静脉。
- 多做踝关节的屈伸活动，谨慎选择激烈运动和明显增加腹压的运动，如负重深蹲、举杠铃等，可做慢跑、快走这些有氧运动。
- 运动结束后，可抬高下肢休息10 ~ 15分钟。
- 睡觉时把腿部垫高略高于心脏，膝盖微弯。
- 谨慎用热水泡脚，若要泡脚则水温不宜过高，否则可能加重症状；谨慎按摩。

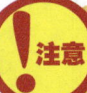

!注意 **如果症状严重，疼痛肿胀明显会对生活、工作造成影响则需要去医院就诊。**

运动指导

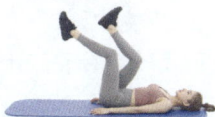

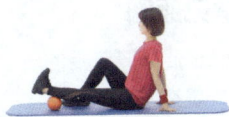

仰卧脚蹬车	树式	脚尖屈伸
p126	p157	p148

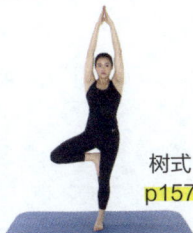

足跟痛

自我诊断检查

- 足底、足跟周围刺痛，晨起尤为严重，过后稍轻。
- 长久站立或久坐后站起来时会疼痛发作。
- 常见于跑步或者久站人群。
- 年龄增加时患病概率也会增加。

相关示意图

足跟痛

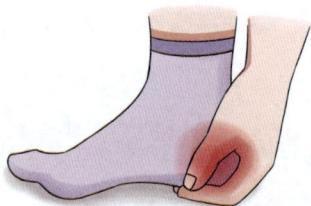

问题解说

常见原因

- 足底筋膜承受的应力过大，高负荷下出现筋膜小部分的撕裂，引起炎症和疼痛。
- 急性期过后，修复好的筋膜弹性变差出现挛缩，更容易在应力过大时产生小撕裂引发慢性炎症，反复不愈。

- 教师需要久站，更容易引发足底筋膜炎。

预防措施

- 肥胖、扁平足或者脊柱侧弯、骨盆不正的特殊人群要同步解决本身的问题，减轻足部应力过大、过于集中的情况。
- 避免长时间的站立，减少足部压力，或使用特殊鞋垫来矫正、减少足跟处的压力。
- 拉伸按摩足底筋膜和跟腱，并增强小腿肌肉力量，可以选择踩网球、对墙拉伸或者前脚掌站在楼梯上踮脚等动作训练小腿肌力。

!注意 如果症状明显会对生活、工作造成影响则需要去医院就诊，但本书提供的动作练习可作为日常辅助锻炼使用。

运动指导 ➡

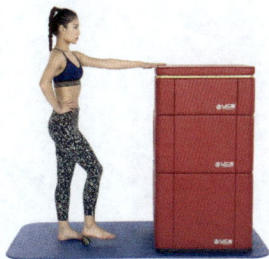

足底筋膜放松
p149

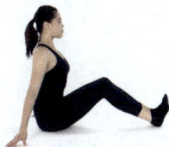

动态坐式屈膝屈伸脚踝
p150

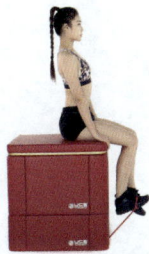

弹力带踝背屈
p151

第 5 章

身体其他不适

伴随教师的其他身体不适有很多种，其中主要有眼疲劳、咽喉炎、痔疮、精神压力大等。了解这些症状形成的原因是进行自我保健的关键。本章内容以简洁生动的方式，展示了眼疲劳、咽喉炎、痔疮、精神压力大等教师常见症状的原因以及相关生理结构，并给出了对应的运动指导。

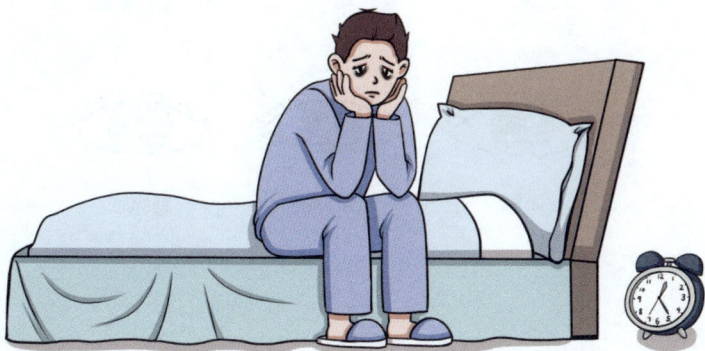

眼疲劳

自我诊断检查

- 眼睛干涩、发酸、刺痛，眼白有红血丝。
- 眨眼速度变快、视力减退、散光等眼部能力减弱现象。
- 敏感，迎风流泪等。

相关示意图

眼疲劳

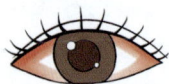
眼红

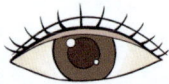
干涩

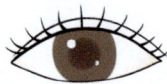
视物模糊

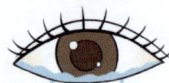
流泪

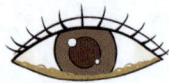
异物感

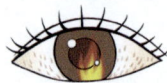
刺痛感

问题解说

常见原因

- 教师长时间面对电教设备和屏幕办公、批改作业等，都会导致视力下降、眼睛干涩，产生眼疲劳症状。
- 环境的变化也会加剧眼疲劳，比如过弱的光线环境。

预防措施

- 长时间用眼时，每隔一段时间抬头看远方或做眼保健操。
- 饮食中增加红薯、哈密瓜、芒果等维生素 A 含量高的食物。
- 胃健康的情况下可以常饮茶。
- 眼部热敷，舒缓疲劳，增加眼周血液循环，促进眼周恢复。
- 多做眼球各个方向的转动训练，增强眼肌弹性和促进眼部血液循环。
- 选择玻璃酸钠滴眼液，不要选择刺激眼部的眼药水。

！注意 若眼部有炎症、红肿热痛等，则需去医院就诊，但本书提供的动作练习有日常保健作用。

运动指导

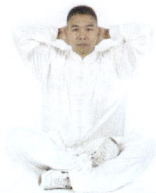

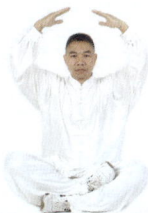

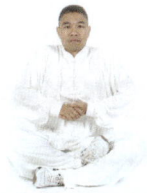

坐式八段锦－叩齿集神	坐式八段锦－赤龙搅海	坐式八段锦－微摇天柱
p71	**p72**	**p73**

咽喉炎

自我诊断检查

- 咽喉干燥、灼热，又疼又痒，尤其是过度劳累和气候变化的时候最明显。
- 说话声音沙哑，甚至出现短暂失声。
- 严重时咽喉充血，异物感会引发刺激性咳嗽、恶心呕吐等。
- 部分季节性的咽炎，会有发作时间特征，如秋冬干燥时或者春季易发。

相关示意图

咽喉炎

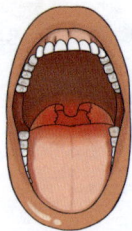 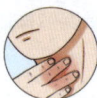 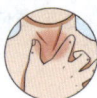 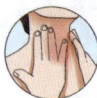

咽干　　　灼热　　　咽痒

问题解说

常见原因

- 上课长期大声说话、受粉尘刺激、压力大、免疫力下降等，都容易引发声带水肿、充血、咳嗽从而形成慢性炎症。

预防措施

- 上课要注意用嗓卫生，上课时切勿太大声或急切地说话，修正讲话的方式，胸式呼吸改为腹式呼吸，不要用口呼吸。

- 尽量不要过分集中授课，课余尽量少说话。

- 常用温开水、润喉含片，以刺激唾液分泌、润滑喉咙，不宜过多食用辣椒等刺激性食物及巧克力等高糖分食物。

- 推荐"计数呼吸训练法"，吸气时默念"1、2、3"，呼气时默念"4、5、6、7"，呼气阶段数字量要多于吸气阶段，数字之间均匀间隔。

- 季节性的咽喉炎可能是由过敏性鼻炎引发的，如果两者同时发生，应首先改善过敏性鼻炎，过敏性鼻炎改善后，咽喉炎可能会随之减轻。

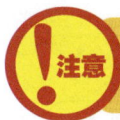

！注意 症状严重到影响日常生活工作，甚至夜间无法安稳睡觉，则建议去医院就诊。

运动指导 ▶

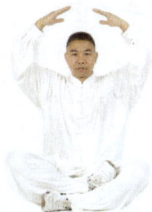

坐式八段锦 – 赤龙
搅海
p72

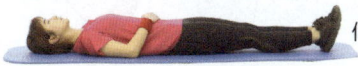

仰卧腹式呼吸
p128

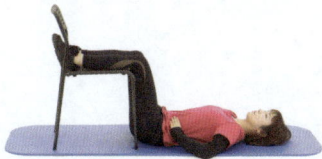

90-90 式呼吸
p129

自我诊断检查

- 便血（内痔有可能无痛），血液为新鲜的红色血液，滴血或手纸上带血。
- 肛门有坠胀感。
- 外痔不发病时无特殊症状，发病期肿胀疼痛。

相关示意图

痔疮

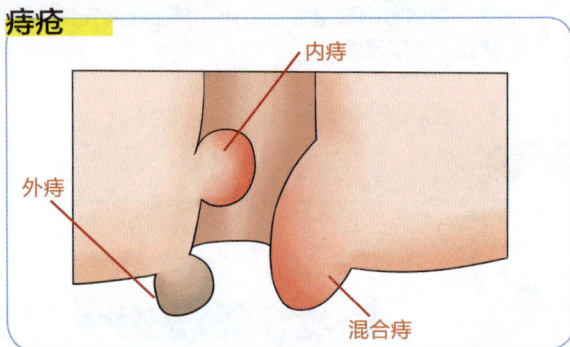

内痔

外痔

混合痔

问题解说

常见原因

- 教师以及科研人员久站、久坐，肛周长期处于压力较大的状态。
- 排便习惯不好，长时间坐在马桶上，增加肛周静脉回流压力。

- 便秘、压力大、熬夜、烟酒、饮食辛辣、焦虑等。
- 总是做增加腹压的运动，如深蹲。
- 若以上这些情况经常、长期存在，则肛门底部和肛门黏膜处静脉内压力较高，静脉肿胀，从而形成一个或多个柔软的静脉团。

预防措施

- 减少久坐，形成每坐一小时就起来活动几分钟的习惯。
- 多喝水，吃蔬菜和粗粮等增加纤维的摄入量，减少辛辣刺激性食物的摄入，缓解便秘。
- 按时作息，减少坐在马桶上的时间，形成良好的生活习惯。
- 坐浴，每天温水坐浴，每次10～20分钟。
- 控制压力因素，多参加团体运动，每天做腹式深呼吸，舒缓心情，减少焦虑、抑郁等不良情绪。
- 减少做增加腹压的运动种类，如深蹲，并尽量减少长时间的高强度运动。

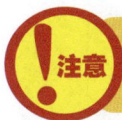 **注意** 如果便血止不住，或影响到心情，增加了心理压力，则建议去医院就诊。

运动指导

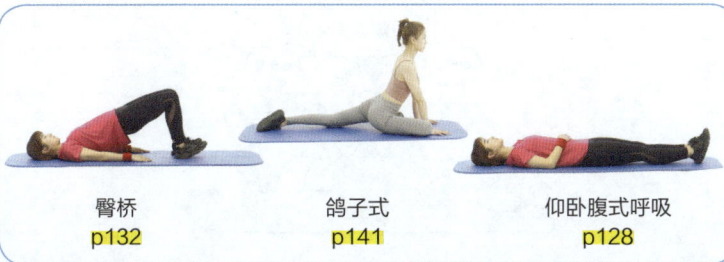

| 臀桥 | 鸽子式 | 仰卧腹式呼吸 |
| p132 | p141 | p128 |

精神压力大

自我诊断检查

● 情绪问题。例如，焦虑（对未知的事物感到忧心忡忡）、失眠（入睡困难，难以进入深度睡眠，很早便醒起来）、烦躁易怒（脾气大，容易生气且经常有烦躁情绪）、兴趣减退、易疲惫。

● 脏器问题。例如，甲状腺结节或甲状腺功能异常（可能会触摸到颈部异常隆起疙瘩、咽喉有异物感、吞咽/呼吸不畅、声音嘶哑、吃得多却消瘦、反应迟钝或注意力难集中、心慌气短、心律不齐、肠胃不适、便秘或大便次数增多、情绪低落、嗜睡等）。

● 皮肤问题。例如，唇炎（唇部反复出现肿胀、灼热、脱皮、渗出液体、脓痂、发痒、疼痛、唇周皮肤潮红等）、慢性荨麻疹（皮肤不定时出现风团或红斑，有周围红晕、瘙痒、水肿等表现）等。

相关示意图

精神压力大

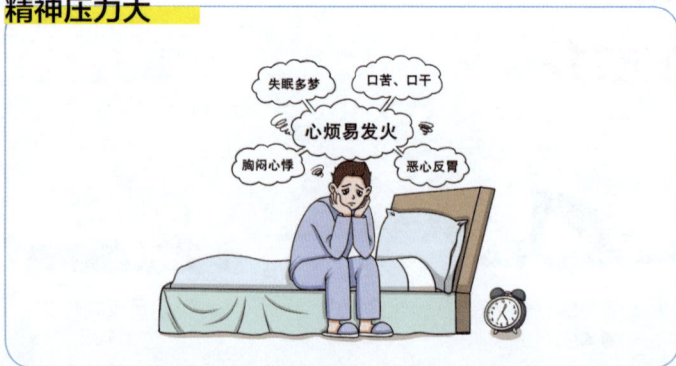

常见原因

● 对教师而言，来自学校、家长、学生以及同行科研竞争等社会环境中的压力，以及教师对自我的高要求压力，都会导致精神心理因素引起的各种躯体疾病症状，且易造成身心问题的恶性循环，使生理和心理症状反复恶化。

预防措施

● 降低对自我的高要求。

● 养成规律的作息习惯，均衡饮食，戒烟戒酒。

● 多做户外运动和团体运动，尽可能在有阳光的白天运动。

● 若已有轻微症状，则跟随身体的需求进行睡眠作息，尽可能避开压力来源环境，饮食中增加香蕉、深海鱼类、亚麻籽粉、大麦、燕麦等改善情绪的食物，减少看手机、计算机的时间，尤其睡前一小时不看屏幕，学习并每天练习冥想，调整心态，可防止及改善病症。

> **！注意** 若已出现多种症状，且较严重地影响到了正常的工作生活，或出现明显性情改变，甚至出现轻生念头，则建议直接去医院就诊。

运动指导 ▶

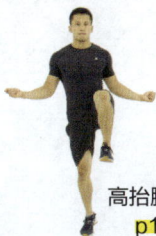

高抬腿跳绳
p156

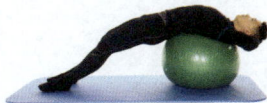

仰卧瑞士球滚背拉伸
p131

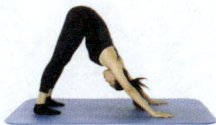

下犬式拉伸
p159

第 5 章 身体其他不适

第 6 章

改善练习

本章内容是针对教师容易出现的健康状况给出的改善性的练习动作。科学地、有针对性地进行改善练习，可帮助教师减轻甚至摆脱多种身体不适症状，收获健康的身体，带来更好的生活体验。

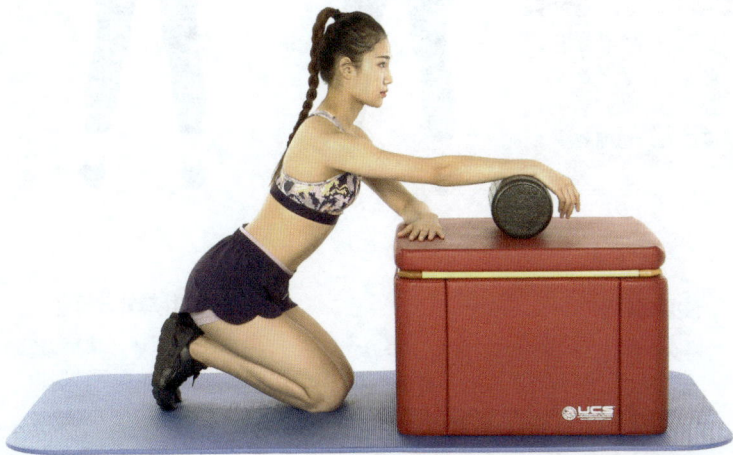

背后握臂拉伸斜方肌

1 》 站姿，双脚开立与肩同宽，背部平直，双臂自然垂于身体两侧。

2 》 头最大限度地向非目标侧倾斜，非目标侧手握住目标侧手臂腕部并向下拉至目标肌肉有中等程度的牵拉感，保持姿势至规定时间。回到起始姿势，换另一侧做同样动作。

左、右各
60秒/组

3~4组/天

易出现错误

身体不在中立位、弯腰驼背、耸肩、颈前伸、屏气；力度过大，忽略疼痛。

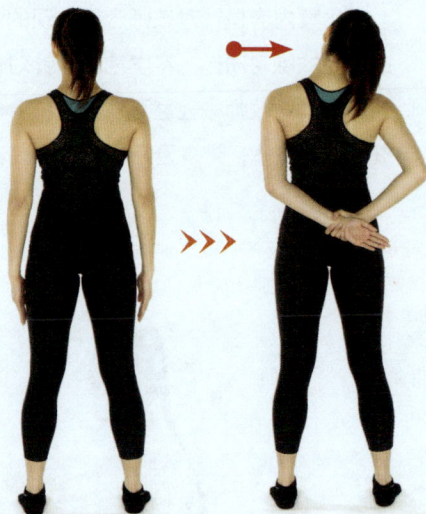

注意事项

避免疼痛；缓慢拉伸；骨折、发烧、关节发炎、拉伸处皮肤有开放性伤口或缝合时，不要拉伸；如果出现疼痛或不适，应及时停止。

动作益处分析

促进血液循环，使精力充沛；缓解紧张僵硬的肌肉，增强周围关节的灵活性；缓解压力；修复体态。

松解斜方肌

1 》 仰卧姿，双臂伸展于体侧，双膝向上屈曲，双脚支撑身体，将**两个筋膜球分别放置于两侧斜方肌的下方**与垫子之间。

2 》 向上顶髋，使躯干与大腿成一条直线，保持姿势至规定时间。回到起始姿势。

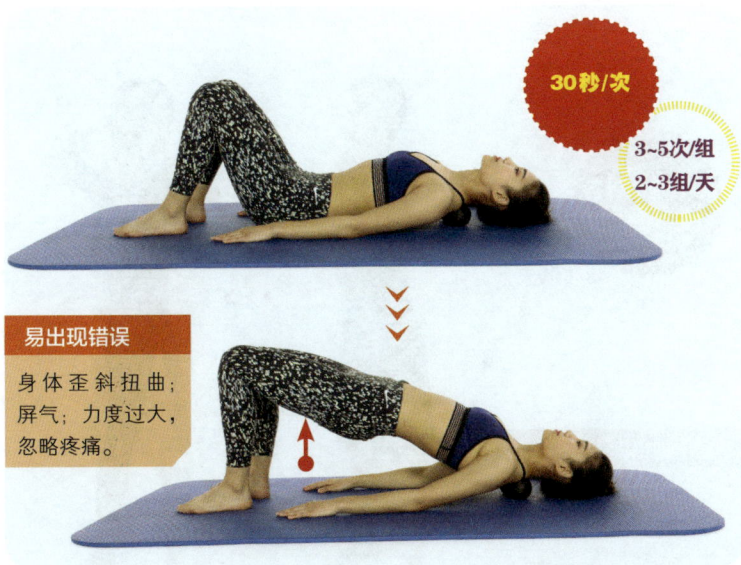

30秒/次

3~5次/组
2~3组/天

易出现错误

身体歪斜扭曲；屏气；力度过大，忽略疼痛。

注意事项

循序渐进；深呼吸，不屏气；控制姿势，避免歪斜扭曲，保持核心稳定；避开骨头凸起处；心脏、血管相关疾病引起的疼痛、骨折、皮肤破损等，禁忌此项练习；如果出现刺痛感或不适，应及时停止。

动作益处分析

平衡骨盆前后肌肉张力；增强神经肌肉控制；改善血液循环；加速身体运动后恢复；缓解疼痛不适。

第 6 章 改善练习

63

绕肩运动

1 ▷ 站姿，双脚开立与肩同宽，**背部平直，腹部收紧**，双臂屈肘，双手放松搭在肩上，**肘关节指向两侧**。

2 ▷ **肩关节内收**，然后手臂**向前**做画圈动作至规定次数。

顺、逆时针各
15~30次/组
3~5组/天

易出现错误

身体不稳定；屏气；速度过快，力度过大，忽略疼痛。

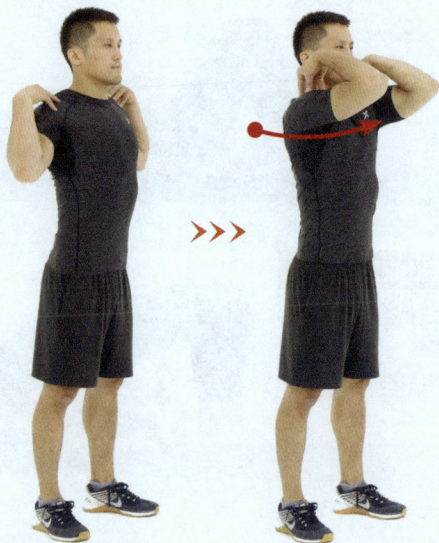

注意事项

循序渐进，动作充分，但不要用力过猛；身体平稳，避免晃动；腹式呼吸，不屏气；如果感到任何不适，应立即停止运动。

动作益处分析

促进血液循环；锻炼肩、颈部肌肉群；缓解颈椎不适感；提升肩部的灵活性。

激活颈深屈肌

1》 坐在椅子上，双膝距离与肩同宽，双手置于膝关节处，**腰背挺直，头部保持中立位。**

2》 头部**缓慢向前水平屈曲**至最大限度，颈部两侧肌群有明显的牵拉感，再**缓慢水平向后伸展**至与身体成一条直线上。回到起始姿势，完成规定次数。

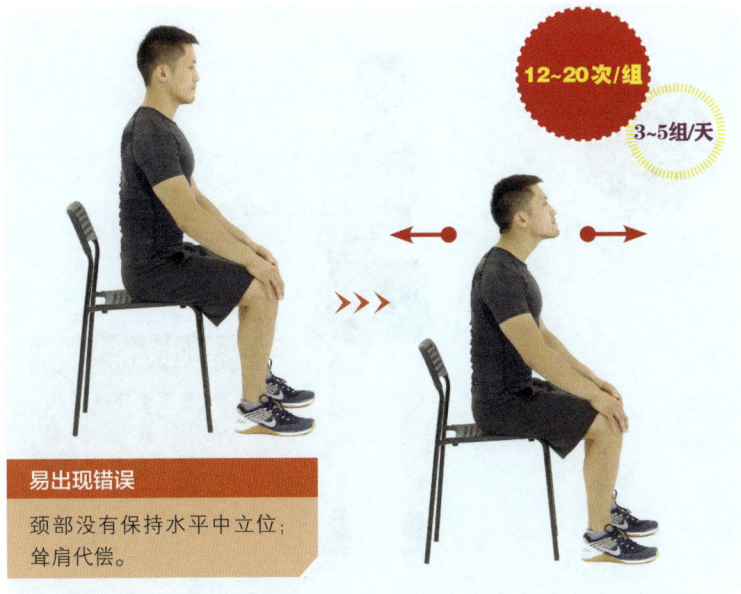

12~20次/组

3~5组/天

易出现错误

颈部没有保持水平中立位；耸肩代偿。

第 6 章 改善练习

注意事项

保持颈部水平中立位；循序渐进，动作充分，但不要用力过猛；如果感到任何不适，应立即停止运动。

动作益处分析

修正颈椎生理曲度变直问题，使颈椎慢慢恢复正常生理曲度；缓解颈椎病引起的颈部疼痛不适感；修复体态。

65

肩关节外旋

1 站姿，双脚分开，与肩同宽，一侧手臂向内屈曲至肘关节呈90度并紧握弹力带一端，弹力带另一端固定在体侧等高的其他物体上，另一侧手臂自然下垂，保持弹力带有一定张力。

左、右各
7~15次/组

3~4组/天

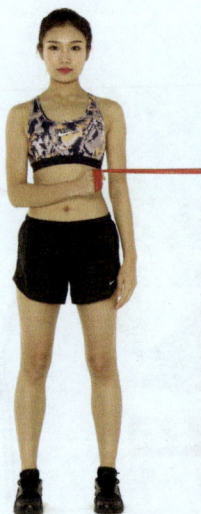

易出现错误

身体不稳定；耸肩代偿；屏气；速度过快，力度过大，忽略疼痛。

注意事项

循序渐进，动作充分，但不要用力过猛；身体平稳，避免晃动；腹式呼吸，不屏气；如果感到任何不适，应立即停止运动。

2 ≫ 保持身体姿势不变，前臂向外旋转，将弹力带一端拉伸至体侧，保持肘关节位置不动，保持 1 ~ 2 秒后回到起始姿势。重复动作至规定次数，换另一侧做同样动作。

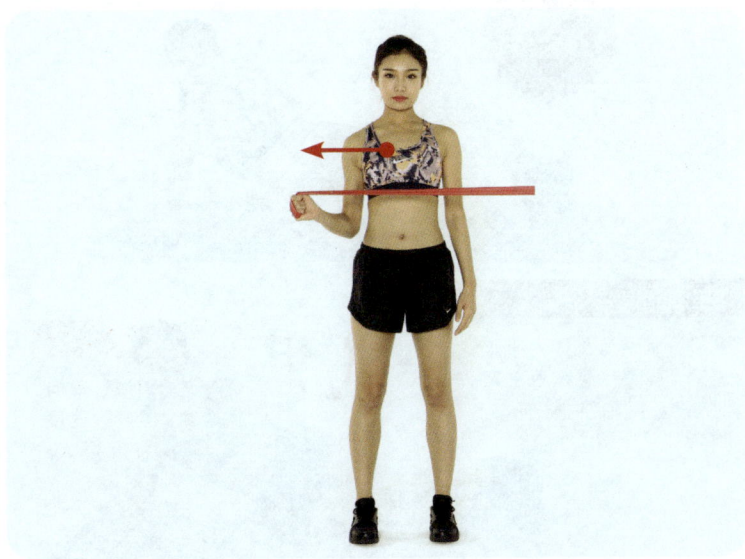

◣ 动作益处分析 ◢

改善肩关节的活动度；锻炼肩袖肌群，增强肌肉力量；缓解疼痛症状；修复体态。

侧卧肩外旋

1 ≫ 侧卧姿，屈膝屈髋，一侧手臂支撑，另一侧手臂持哑铃屈肘90度，上臂紧贴躯干。

2 ≫ 持哑铃侧前臂以上臂为轴外旋至最大幅度，然后回到起始姿势。重复动作至规定次数，换另一侧做同样动作。

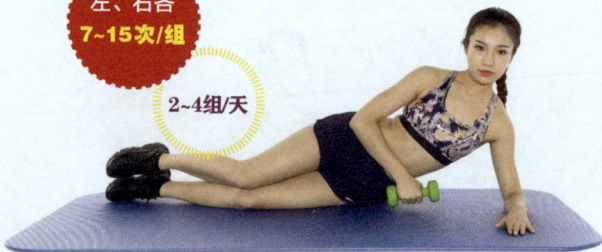

左、右各
7~15次/组

2~4组/天

易出现错误

肘部没有贴近身体；动作过快过猛；屏气；身体不稳定；忽视疼痛。

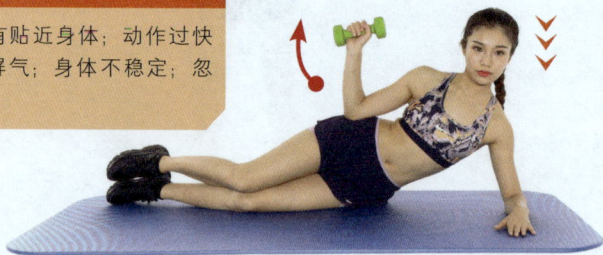

注意事项

循序渐进，一开始不要负重过多；动作速度不要过快；不要过度拉伸出现刺痛感。

动作益处分析

加强肩袖肌群的力量，改善肩部功能和稳定性；预防肩部损伤；减轻肩部疼痛；改善姿势和身体平衡。

双臂前平举

1 站姿，双脚前后分开，前脚踩住弹力带中间，双手分别紧握弹力带一端，双臂伸直并向前抬起至与地面约呈45度，保持弹力带有一定张力。

2 保持双臂伸直并继续向上抬起至前平举姿势，肩部发力将弹力带两端提升至与肩部平齐的位置。回到起始姿势。重复动作至规定次数。

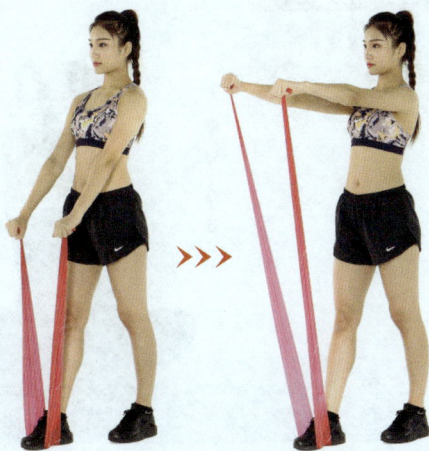

7~15次/组

2~3组/天

易出现错误

身体不稳定；肘部完全伸直或过度弯曲；抬肩，肩膀紧张；动作过快；低头或仰头。

注意事项

组间适当休息，充分恢复；循序渐进，阻力适当，动作缓慢稳定；身体平稳，避免晃动；深呼吸，不屏气；肘部微屈，不要扭曲手腕或将手臂抬得过高；肩膀放松下沉；如果感到任何不适，应立即停止运动。

动作益处分析

增加肩部力量和稳定性，预防肩部损伤；增强肌肉耐力；改善姿势；促进代谢。

第6章 改善练习

69

牛面式拉伸

坐姿，双腿交叉盘坐，一侧腿位于对侧腿的上方，双腿尽量靠近身体。在上方腿一侧的手臂举过头顶后屈肘，对侧手臂伸过背后屈肘，两手在体后相扣至目标肌肉有一定程度的牵拉感，保持姿势至规定时间。回到起始姿势，换另一侧做同样动作。

易出现错误

身体不挺拔，不稳定；屏气；力度过大，忽略疼痛。

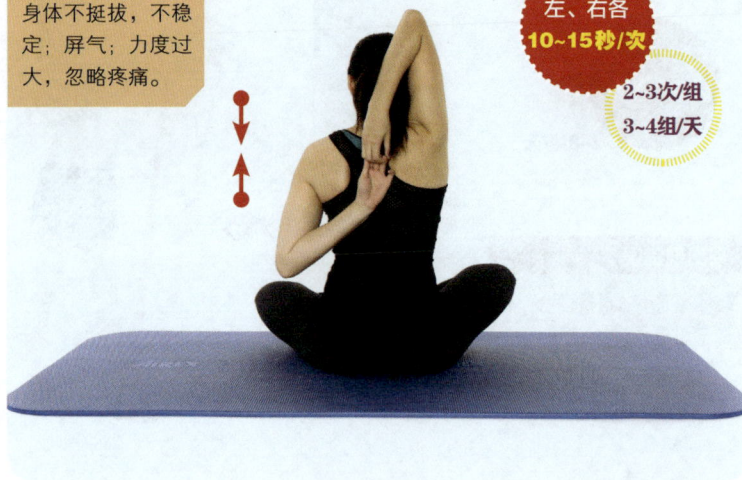

左、右各
10~15秒/次
2~3次/组
3~4组/天

注意事项

避免疼痛；缓慢拉伸；骨折、发烧、关节发炎、拉伸处皮肤有开放性伤口或缝合时，不要拉伸；如果出现疼痛或不适，应及时停止。

动作益处分析

促进血液循环，使精力充沛；缓解紧张僵硬的肌肉，增强周围关节的灵活性；增强肌肉弹性；缓解压力。

坐式八段锦 - 叩齿集神

1 ≫ **端身盘膝坐或自然坐**，双手相叠置于腹前，拇指相对，掌心朝上，凝神静气。

2 ≫ **双手交叉向后抱头**停留10秒左右。接着双手手指抬起，依次**敲击后脑**，敲击动作重复15~20次。回到起始姿势。重复动作至规定时间。

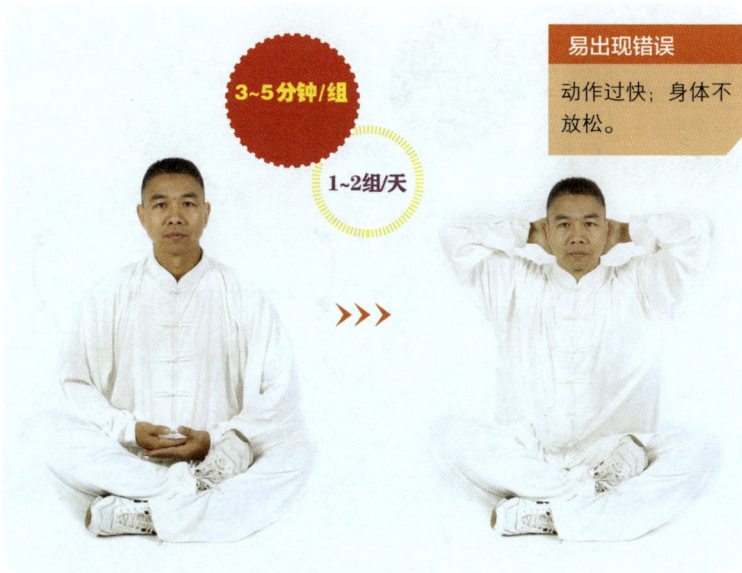

3~5分钟/组

1~2组/天

易出现错误

动作过快；身体不放松。

>>>

注意事项

双手可摩擦颈椎，摩擦的同时抬头；循序渐进，动作充分，但不要用力过猛；身体平稳，避免扭曲倾斜；腹式呼吸，不屏气；如果感到任何不适，应立即停止运动。

动作益处分析

平息心中躁动，促进身心健康；放松后颈，促进血液循环；舒缓眼疲劳。

坐式八段锦 - 赤龙搅海

1 ≫ 端身盘膝坐或自然坐，双手相叠置于腹前，拇指相对，掌心朝上，凝神静气。

2 ≫ 双手呈抱球状举过头顶，保持动作，舌头在口中上下左右搅动。之后双手经头顶下落交叠于腹前，目视前方。回到起始姿势。重复动作至规定次数。

易出现错误

提早咽津；动作过快。

各方向
36圈/次

5~10次/组
1~3组/天

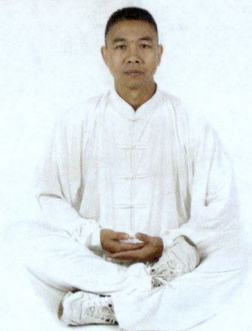

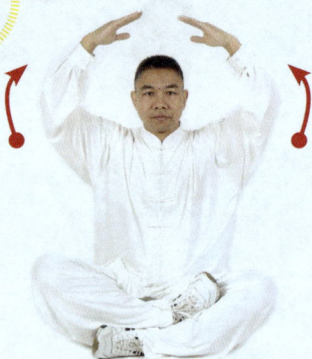

注意事项

早晨做的一组最为重要；先叩齿，再搅动咽津，最后咽津；心平气静，精神集中，动作不宜过猛。

动作益处分析

补肾固精，健脾健胃；按摩齿龈，改善局部血液循环，加速牙龈部的营养供血；伶俐口齿，让说话更加流畅；让面部肌肉更富有弹性；缓解口干、眼干等干燥综合征。

坐式八段锦 – 微摇天柱

1 》 端身盘膝坐或自然坐，双手合掌，向上耸肩。

2 》 双掌随耸肩上提，身体其余部位姿势不变。回到起始姿势。重复动作至规定次数。

易出现错误

屏气；动作过快；塌腰。

6次/组

1~3组/天

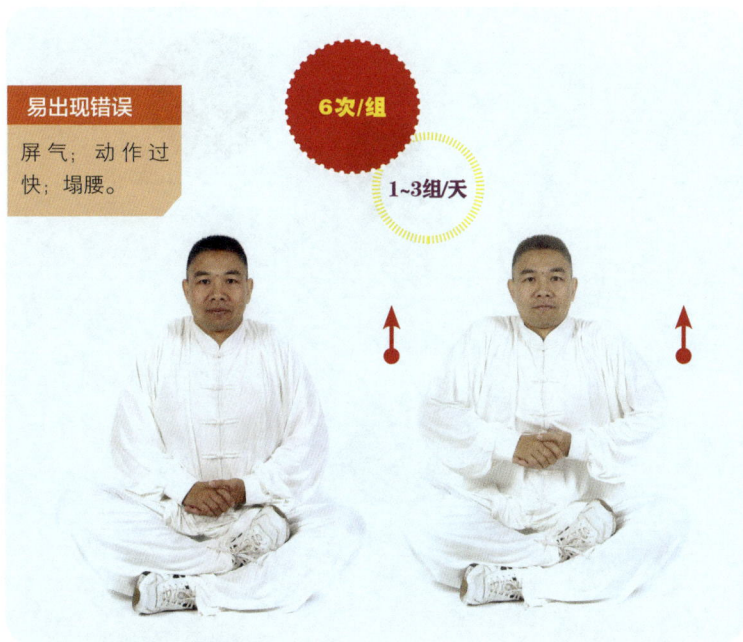

注意事项

平心静气，动作舒展准确，均匀呼吸。

动作益处分析

缓解肩颈疼痛；舒缓颈部紧张感；促进血液循环；放松身心；缓解眼疲劳。

坐式八段锦 – 双关轱辘

端身盘膝坐或自然坐，双手相叠置于腹前，拇指相对，掌心朝上，凝神静气。双手插扶在背后腰肾间，双臂与双肩同时画圆，动作连做36次。做完动作后，休息片刻，放开双腿向前伸直放松。

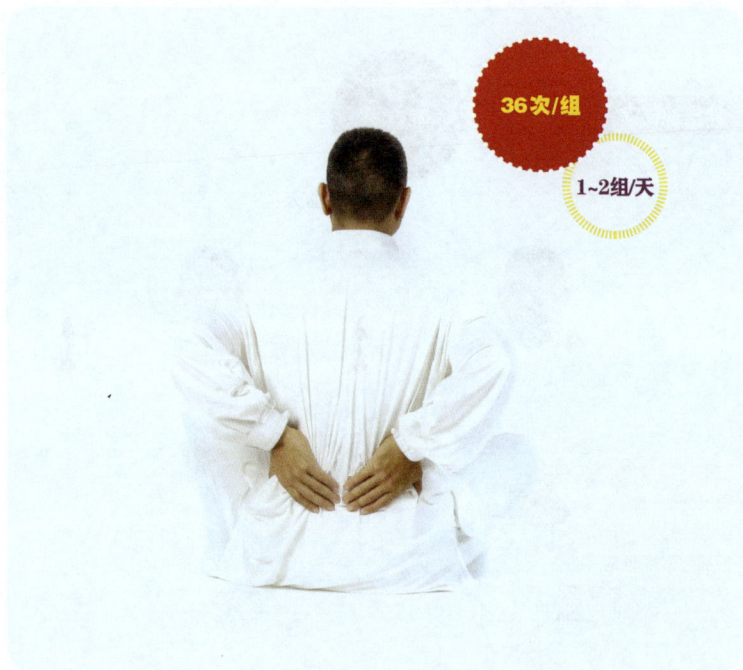

36次/组

1~2组/天

动作益处分析

该动作能够提高肩关节的灵活性，进而缓解肩部疼痛和损伤。

筋膜球放松前臂肌群

1 跪坐姿，臀部坐在小腿上，上身前俯，一侧手臂屈肘，掌心向上，前臂靠近肘部的部位放在筋膜球上，对侧手握拳，屈肘，前臂放在目标前臂上。

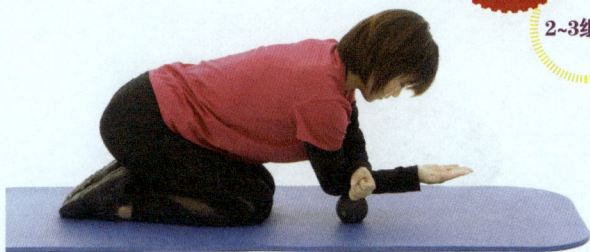

左、右各
3~5分钟/组

2~3组/天

易出现错误

力度过大，滚动速度过快；位置不正确，应避开肘部或手腕；忽略疼痛信号；滚动方向没有与肌肉纤维方向一致。

注意事项

应轻柔缓慢滚动，如果感觉到肌肉特别紧张，可以停留在该部位进行深度按摩；适度按摩，避免过度使用或过度按摩，造成损伤或疼痛；如果出现疼痛或不适，应及时停止。

2 ≫ 目标手臂前后移动，使筋膜球放松按摩前臂肌群。滚动至规定时间。回到起始姿势，换另一侧做同样动作。

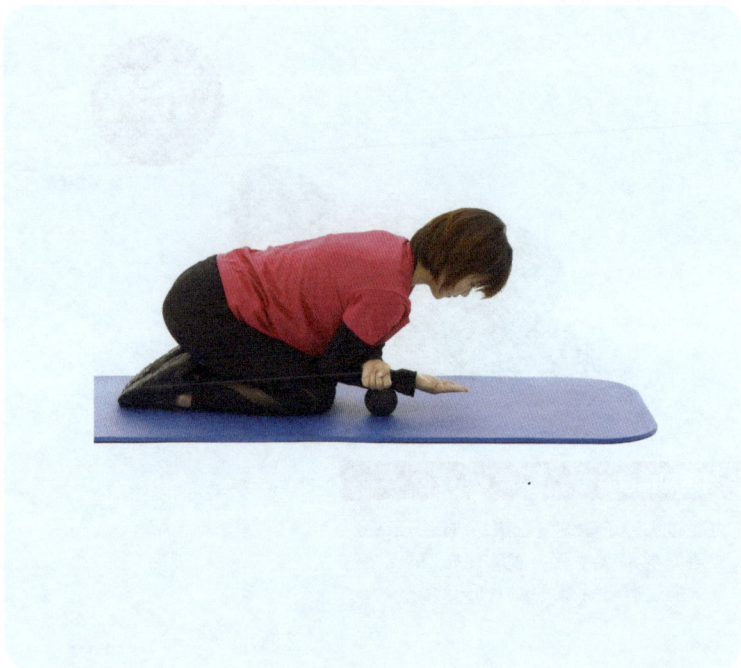

》动作益处分析《

缓解长时间使用计算机或者进行重复性手部工作导致的前臂肌肉紧张和疼痛；有助于提高手部的灵活性和敏捷性；改善手部的功能，如握力、手指灵活度等；预防手部劳损，减少慢性疼痛的发生。

手指左右摇摆对抗伸展

1 》站姿，后背挺直，双脚与肩同宽，肩关节、肘关节外展，五指相对，置于胸前。

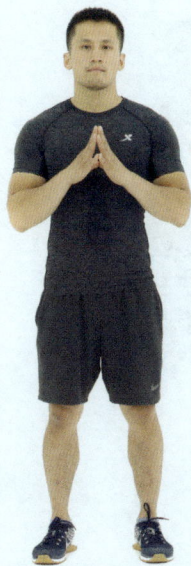

5秒/次

2~3次/组

3~5组/天

易出现错误

用力过猛，肘部不平齐，施力不均匀，手指过度弯曲等，导致手指肌肉过度紧张，引起疼痛或拉伤。

注意事项

注意尽量保持肘部平齐；循序渐进，均匀施力，避免手指过度弯曲；如果出现疼痛或不适，应及时停止。

2 ≫ 双手相对发力，使两掌心用力相贴。回到起始姿势，完成规定次数。

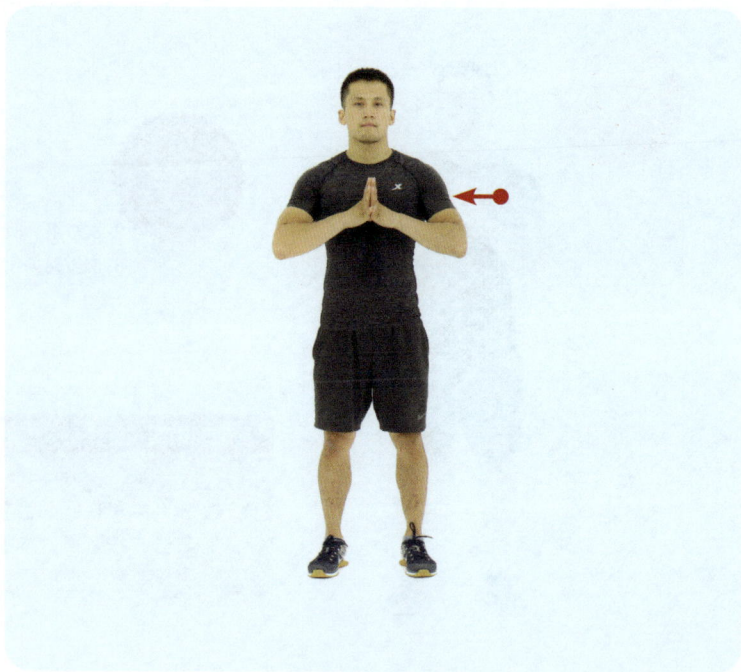

⟩ 动作益处分析 ⟨

对于长时间进行手部活动的人具有保健和训练作用，如提高手指肌肉力量、灵活性和灵敏性；预防手指疾病，如手指关节炎、肌腱炎等；改善手部血液循环；提高手指的协调性和精细动作能力。

旋转手腕

1 双脚与肩同宽，脚尖朝前，双腿伸直，**臀部收紧**，挺胸抬头，目视前方，两臂自然下垂，肩关节外展、肘关节屈曲，**五指分开、伸直**，掌心向下。全身保持不动，双手腕**先向内45度屈曲**。

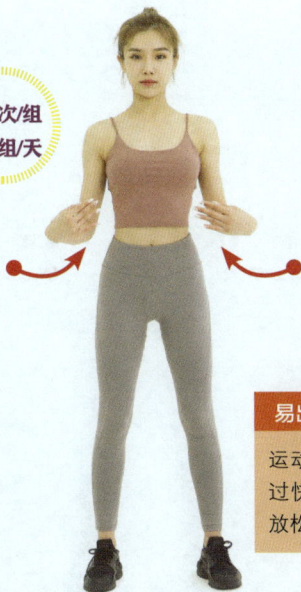

30秒/次

2~3次/组

3~5组/天

易出现错误

运动幅度过大，旋转速度过快，训练时手腕肌肉不放松。

注意事项

旋转速度应缓慢稳定，运动强度循序渐进，避免过度旋转、弯曲手腕，避免在手腕受伤时进行训练；如果出现疼痛或不适，应及时停止。

2 ≫ 双手腕向外侧环绕360度5圈，再向内环绕360度5圈，完成规定的次数。

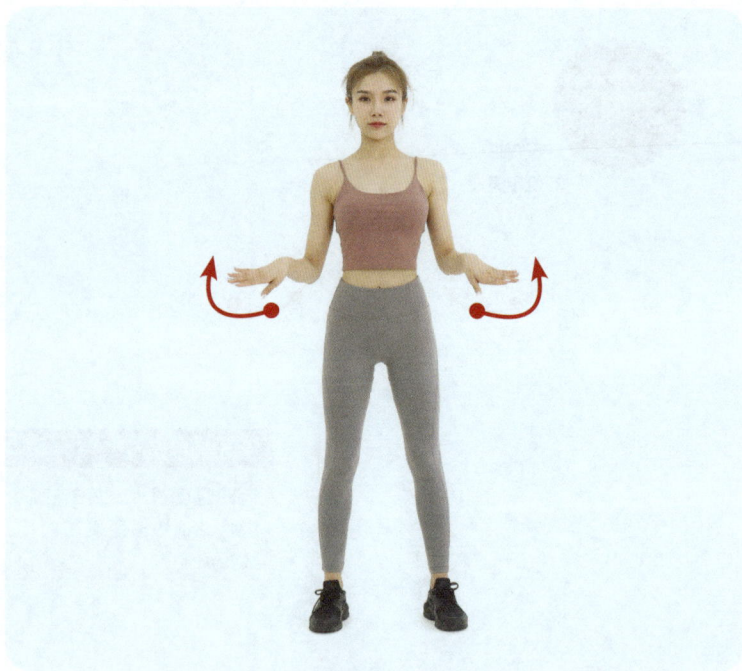

◤ 动作益处分析 ◢

改善手部功能和健康状况，如提高手部的灵活性和抓握力；减少手腕的疲劳和不适；提高手腕的柔韧性和关节活动度，减少手腕僵硬和活动受限的程度；促进血液循环。

泡沫轴放松前臂肌群

1 》将泡沫轴置于与膝盖等高的椅子或其他物体之上。身体呈跪坐姿，躯干向前倾斜，一侧手臂伸展，腕关节压于泡沫轴上，另一侧手臂向内屈曲置于椅面或物体之上，用前臂支撑身体。

易出现错误

力度过大，滚动速度过快；位置不正确，应避开肘部或手腕；忽略疼痛信号；滚动方向没有与肌肉纤维方向一致。

左、右各
3~5分钟/组

2~3组/天

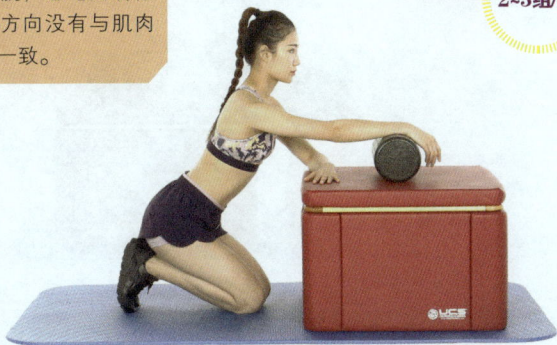

第 6 章 改善练习

注意事项

应轻柔缓慢滚动，如果感觉到肌肉特别紧张，可以停留在该部位进行深度按摩；适度按摩，避免过度使用或过度按摩，造成损伤或疼痛；如果出现疼痛或不适，应及时停止。

2 >> 身体前后移动，带动手臂前后移动，使泡沫轴在前臂屈肌处滚动，回到起始位置。重复动作至规定时间，换另一侧做同样动作。

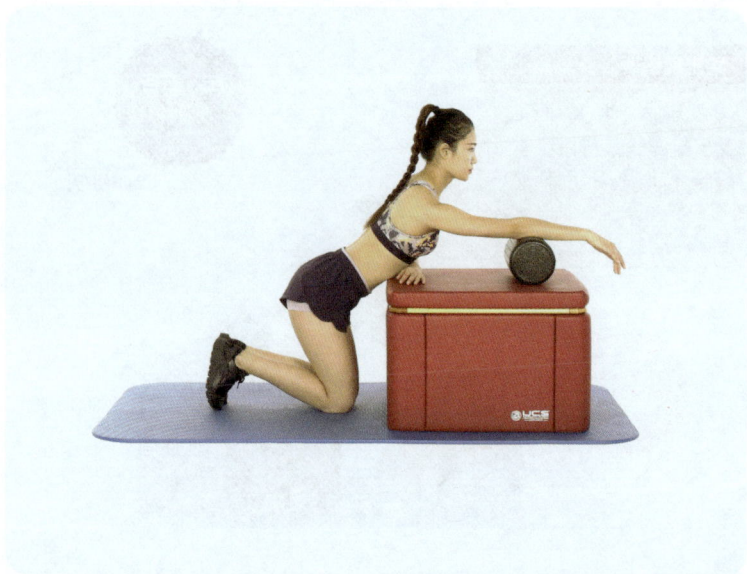

动作益处分析

缓解长时间使用计算机或者进行重复性手部工作导致的前臂肌肉紧张和疼痛；有助于提高手部的灵活性和敏捷性；改善手部的功能，如握力、手指灵活度等；预防手部劳损，减少慢性疼痛的发生。

拉伸手腕

身体呈坐姿，后背挺直，膝关节呈90°，双脚与肩同宽，脚尖朝前，膝踝对齐，一侧手臂前平举，向下屈腕，掌心向后，另一侧手放在伸直手的手背处，并持续发力按压伸直手的手背处。回到起始姿势。重复动作至规定次数。

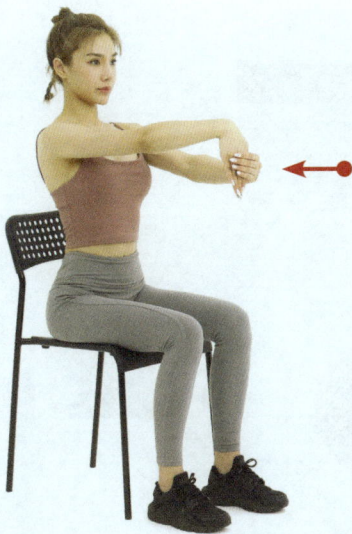

易出现错误

过度伸展，突然大力拉伸，瞬间停止拉伸，持续时间过长，拉伸时屏气。

左、右各
30秒/次

2~3次/组
3~5组/天

注意事项

强度适宜，缓慢进行，拉伸时深呼吸，避免在受伤或疼痛时进行拉伸；如果过程中出现疼痛或不适，应及时停止。

动作益处分析

保护手腕健康、提高手部运动能力，如改善手腕灵活性；预防手腕损伤；缓解手部肌肉疼痛和僵硬紧张；促进手部血液循环。

拉伸手指

1 ➤ 坐在椅子上，双腿分开，双手置于膝关节处，**腰背挺直**，头部保持**中立位**。

2 ➤ 双手腕在膝关节处，掌心向下，**手掌伸直**，**五指用力分开**，伸指肌群有明显的牵拉感。回到起始姿势，完成规定次数。

易出现错误

没有达到最大限度的伸展；肩部代偿，耸肩。

12~20次/组

3~5组/天

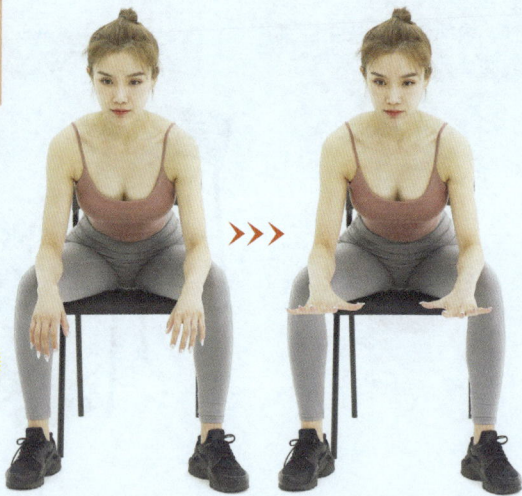

注意事项

控制强度，运动过程中以不出现麻痹和刺痛感为宜。

动作益处分析

增强手指及前臂肌肉韧带功能性，防止或减轻肌力下降、肌肉萎缩症状；促进血液循环，防止手部僵硬。

拉伸前臂内侧

1 站姿，双脚与肩同宽，脚尖朝前。双臂伸直自然抬起、伸腕，掌心朝前、垂直于地面，另一侧手放在伸直手的手指上，向身体方向发力。保持3~5秒，回到起始姿势。

2 双臂伸直自然抬起、屈腕，掌心朝后、手指指向地面，另一侧手放在伸直手的手背上，向身体方向发力。保持3~5秒，回到起始姿势，完成规定次数。换另一侧做同样动作。

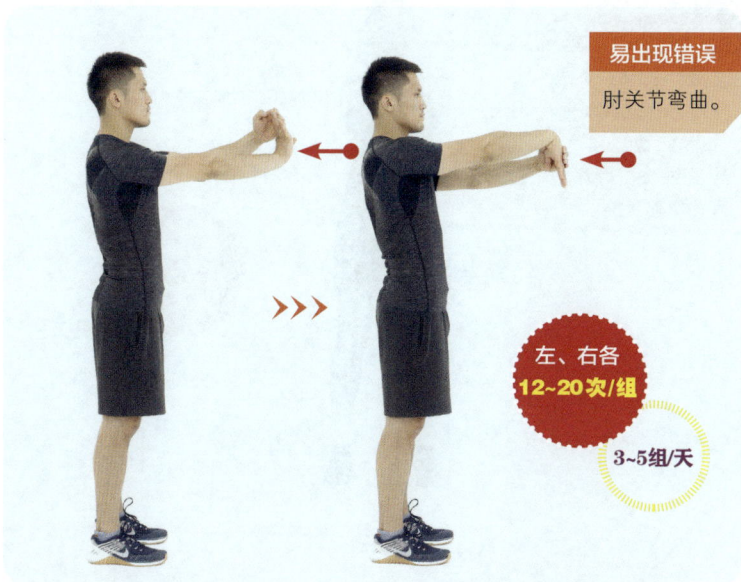

易出现错误
肘关节弯曲。

左、右各
12~20次/组

3~5组/天

注意事项
控制强度，运动过程中以不出现麻痹和刺痛感为宜。

动作益处分析
激活前臂肌肉，促进血液循环，防止肌肉萎缩、僵硬；增强周围关节的灵活性；缓解压力。

屈伸手腕

1 站姿，双脚开立与肩同宽，双臂前平举，掌心相对。目视前方。

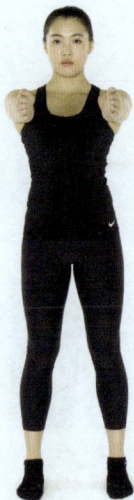

屈、伸各
7~15次/组

3~5组/天

注意事项

避免疼痛；缓慢拉伸；骨折、发烧、关节发炎、拉伸处皮肤有开放性伤口或缝合时，不要拉伸；如果出现疼痛或不适，应及时停止。

2 ≫ 屈腕使掌心向后至目标肌肉有一定程度的牵拉感，再伸腕使掌心向前至目标肌肉有一定程度的牵拉感。回到起始姿势。重复动作至规定次数。

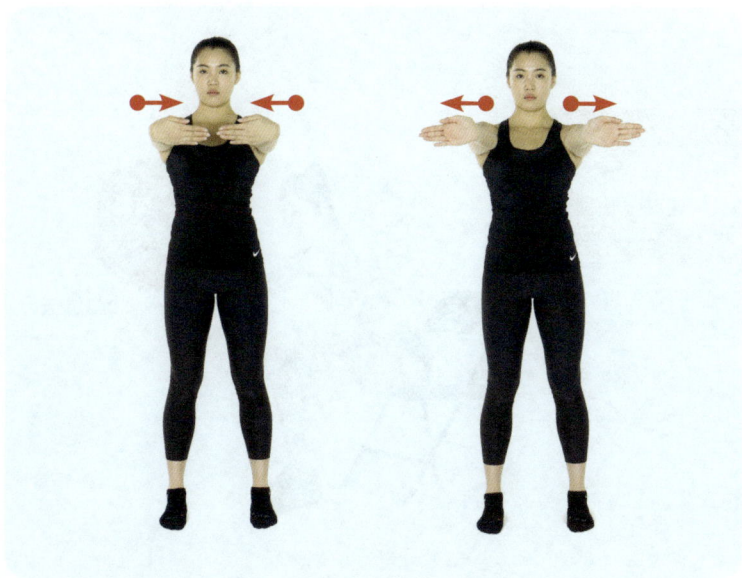

╲ 动作益处分析 ╱

促进血液循环，使精力充沛；缓解紧张僵硬的肌肉，减少酸痛，增强周围关节的灵活性；增强肌肉弹性；缓解压力。

第6章 改善练习

抗阻屈腕

1》 坐于训练椅上，双腿屈曲至膝关节呈90°，躯干前倾，一侧脚踩住弹力带一端，同侧手握弹力带另一端，掌心朝上，肘部支撑于膝关节上，前臂平行于地面，另一侧手扶同侧膝关节，保持弹力带有一定张力。

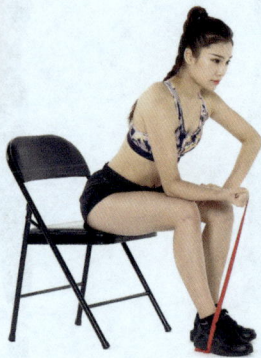

易出现错误

身体歪斜不稳定；屏气；速度过快，力度过大，忽略疼痛。

左、右各
7~15次/组

2~3组/天

注意事项

循序渐进，动作充分，但不要用力过猛；身体平稳，避免晃动；腹式呼吸，不屏气；如果感到任何不适，应立即停止运动。

2 ≫ 保持身体姿势不变，前臂发力，腕关节向上屈曲至最大限度，掌心朝后。回到起始姿势。重复动作至规定次数，换另一侧做同样动作。

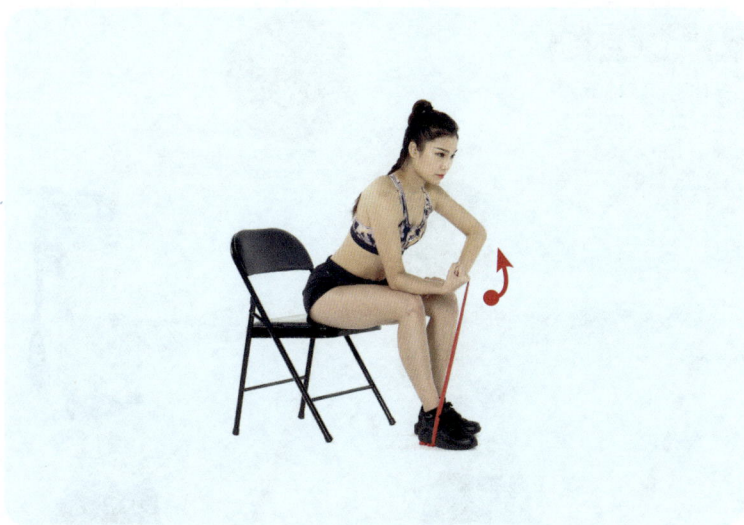

动作益处分析

加强周围关节的稳定性；锻炼手腕、手臂肌群，增强肌肉力量和耐力；缓解疼痛症状；促进身体代谢。

前臂旋转

1 》 站姿，双脚分开，与肩同宽并踩住弹力带一端，一侧手臂前平举，单手紧握弹力带另一端，掌心朝上，另一侧手臂自然下垂，保持弹力带有一定张力。

2 》 保持身体姿势不变和手臂伸直，前臂发力向内旋转至掌心朝下。回到起始姿势。重复动作至规定次数，换另一侧做同样动作。

易出现错误

身体不挺拔，不稳定；屏气；速度过快，力度过大，忽略疼痛。

左、右各
7~15次/组

2~3组/天

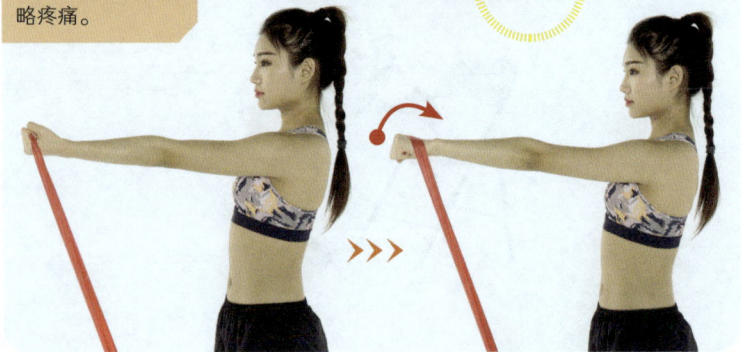

注意事项

循序渐进，动作充分，但不要用力过猛；身体平稳，避免晃动；腹式呼吸，不屏气；如果感到任何不适，应立即停止运动。

动作益处分析

加强周围关节的稳定性；锻炼手腕、手臂肌群，增强肌肉力量和耐力；缓解疼痛症状；促进身体代谢。

手臂内收

1 站姿，双脚分开，与肩同宽，一侧手臂侧平举，掌心向前，紧握弹力带一端，弹力带另一端固定在体侧等高的其他物体上，另一侧手臂自然下垂，保持弹力带有一定张力。

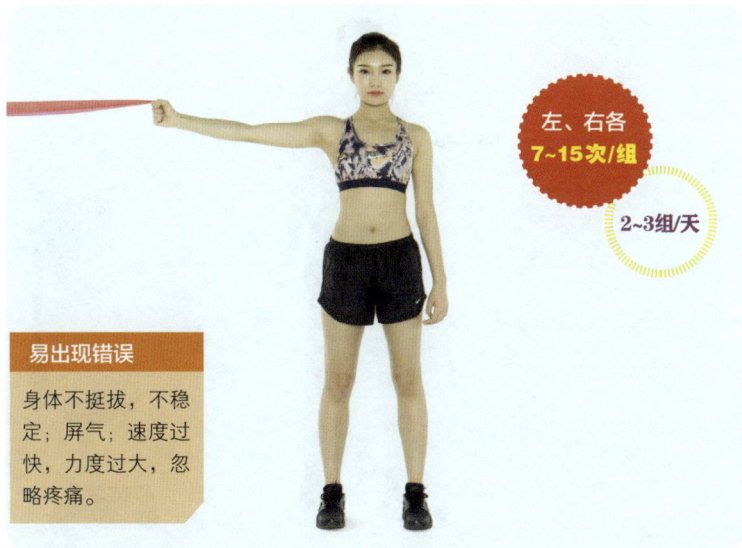

左、右各
7~15次/组

2~3组/天

易出现错误
身体不挺拔，不稳定；屏气；速度过快，力度过大，忽略疼痛。

第 6 章 改善练习

注意事项

循序渐进，动作充分，但不要用力过猛；身体平稳，避免晃动；腹式呼吸，不屏气；如果感到任何不适，应立即停止运动。

91

2 ≫ 保持身体姿势不变，胸部发力，手臂向内收成前平举姿势，保持手臂和弹力带始终与地面平行。回到起始姿势。重复动作至规定次数，换另一侧做同样动作。

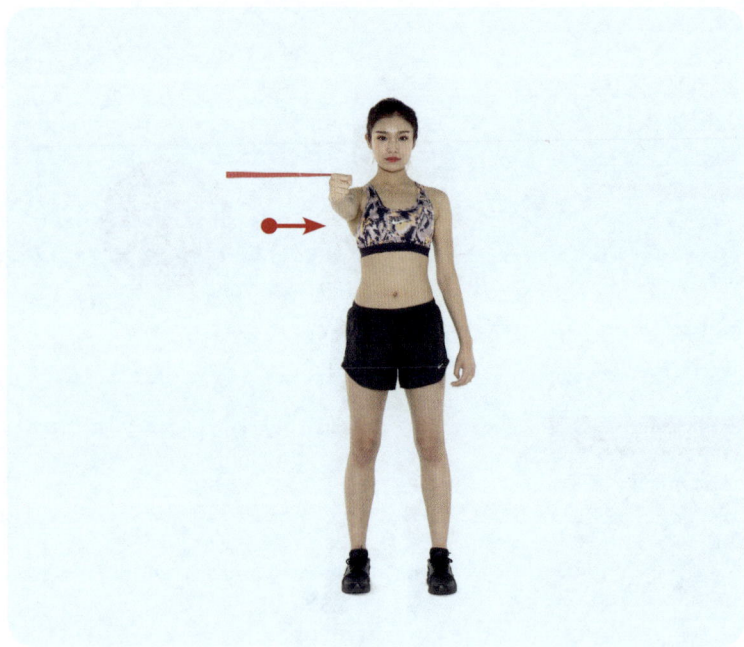

╲ **动作益处分析** ╱

改善周围关节的活动度；锻炼手腕、手臂肌群，增强肌肉力量和耐力；缓解疼痛症状；促进身体代谢。

拉伸胸肌

1 》 双脚前后开立，脚尖向前。目标侧手臂侧举至接近肩部高度或与肩同高，手固定于墙面或其他固定物上。

易出现错误

身体不稳定；屏气；速度过快，力度过大，忽略疼痛。

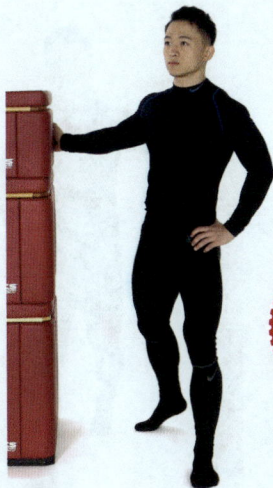

左、右各
15~30秒/次

2~3次/组
1~2组/天

第 6 章 改善练习

注意事项

避免疼痛；缓慢拉伸；骨折、发烧、关节发炎、拉伸处皮肤有开放性伤口或缝合时，不要拉伸；如果出现疼痛或不适，应及时停止。

2 ≫ 身体逐渐向对侧扭转至目标肌肉有中等程度的牵拉感，保持姿势至规定时间。回到起始姿势，换另一侧做同样动作。

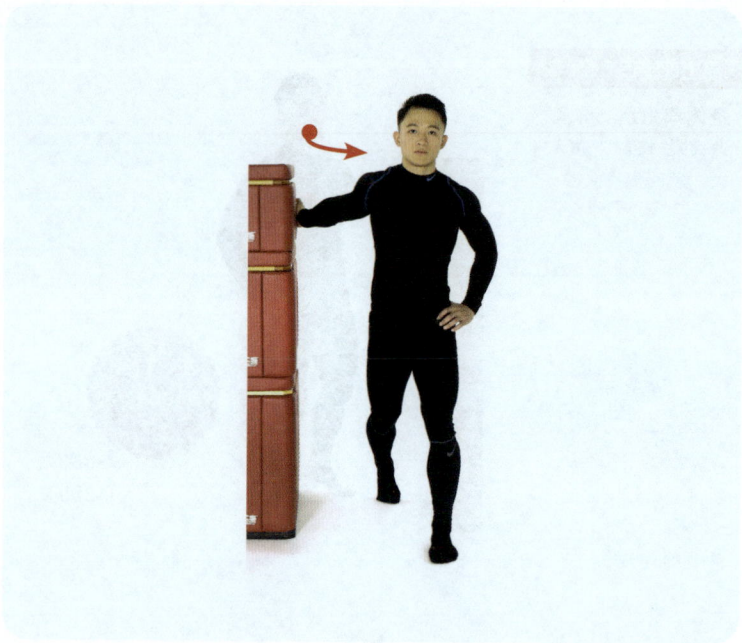

动作益处分析

促进血液循环，使精力充沛；缓解紧张僵硬的肌肉，增强周围关节的灵活性；缓解压力；修复体态。

俯卧 T 字训练

1》 俯卧姿，双臂伸直外展，与躯干呈90度夹角，形成"T"字形，拇指朝上。

易出现错误

两侧肩胛骨没有发力夹紧；屏气。

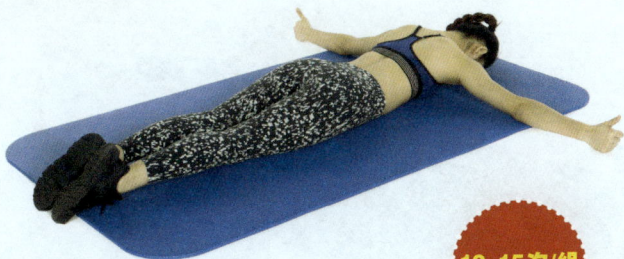

10~15次/组

4~5组/天

注意事项

两侧肩胛骨要向中间靠拢夹紧发力；循序渐进，动作充分，但不要用力过猛；身体平稳，避免晃动；腹式呼吸，不屏气；如果感到任何不适，应立即停止运动。

2 >> 两侧肩胛骨向内、向下收缩，上背部发力，将双臂抬起保持
1 ~ 2秒后回到起始姿势。重复动作至规定次数。

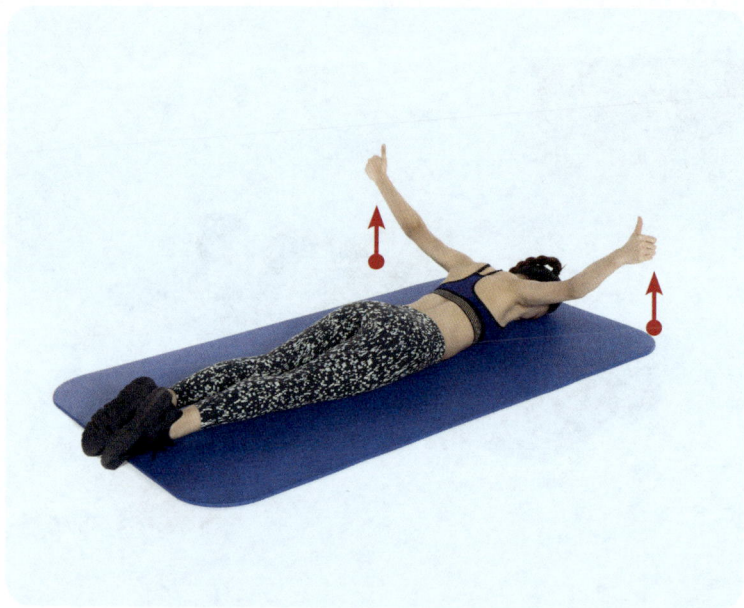

动作益处分析

改善背部与肩袖肌肉的力量；提升肩袖肌群功能；稳定肩胛骨；改善颈椎
病、上交叉综合征症状；修复体态。

W 字激活

1》 站姿，双脚分开，与肩同宽，双手分别紧握弹力带一端，双臂向前伸展至与地面平行，保持弹力带有一定张力。

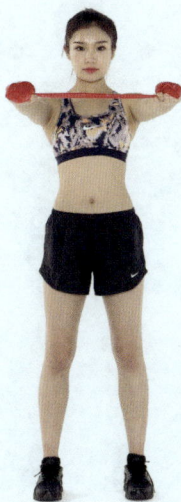

易出现错误

身体不稳定；屏气；速度过快，力度过大，忽略疼痛。

20次/组

3~5组/天

注意事项

腹式呼吸，不屏气，双臂向外拉开时呼气，还原时吸气；循序渐进，动作充分，但不要用力过猛；身体平稳，避免晃动；如果感到任何不适，应立即停止运动。

2 >> 保持身体姿势不变，背部发力，双臂向下屈曲并向体侧拉伸弹力带，使手臂与身体成 W 形，保持弹力带始终与地面平行。保持 1 ～ 2 秒后回到起始姿势。重复动作至规定次数。

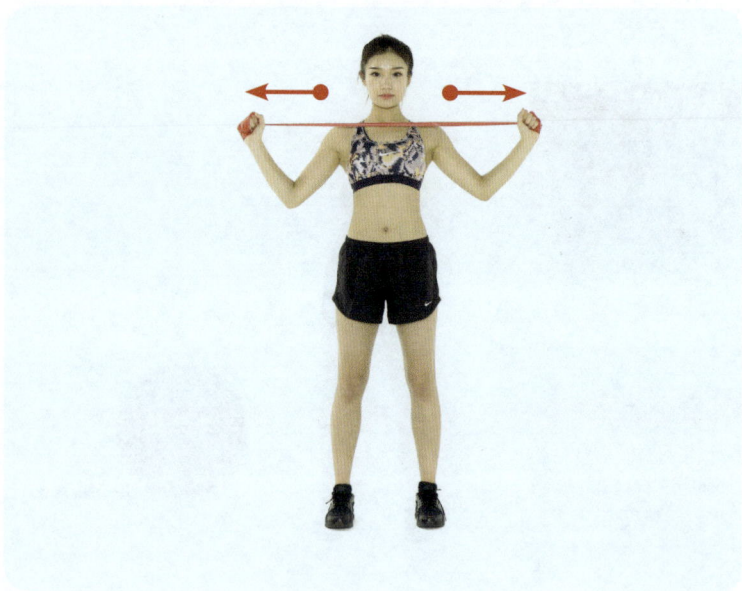

▷ 动作益处分析 ◁

加强肩部、背部、手臂肌肉力量和耐力；增强神经肌肉控制；稳定肩胛骨；修复体态。

跪式双臂伸出

1》 双膝跪地，躯干前俯至髋关节呈90度角，双臂向身体前方呈Y字形伸直，掌心向下按于地面。

2》 臀部向后坐，躯干靠向地面至目标肌肉有中等程度的牵拉感，保持姿势至规定时间，回到起始姿势。重复动作至规定次数。

30秒/次

3~4次/组

1~3组/天

易出现错误

身体不放松；屏气；速度过快，力度过大，忽略疼痛。

注意事项

避免疼痛；缓慢拉伸；骨折、发烧、关节发炎、拉伸处皮肤有开放性伤口或缝合时，不要拉伸；如果出现疼痛或不适，应及时停止。

动作益处分析

促进血液循环，使精力充沛；缓解紧张僵硬的肌肉，增强周围关节的灵活性；缓解压力；修复体态。

第 6 章 改善练习

弹力带抗阻 W 字下拉

1 》 双脚并拢站立，双臂伸直上抬至头部两侧，<u>与躯干呈 Y 字形</u>，双手<u>掌心向前</u>并分别握住弹力带的两端，使弹力带具有一定张力。

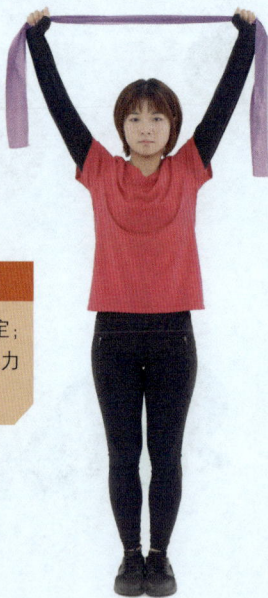

易出现错误

身体不挺拔，不稳定；屏气；速度过快，力度过大，忽略疼痛。

7~15次/组

3~4组/天

注意事项

循序渐进，动作充分，但不要用力过猛；身体平稳，避免晃动；腹式呼吸，不屏气；如果感到任何不适，应立即停止运动。

2 >> 保持躯干及下肢稳定不动，双臂屈肘下拉至与躯干呈 W 字形，同时弹力带从身体后侧通过，保持 1 ~ 2 秒后回到起始姿势。重复动作至规定次数。

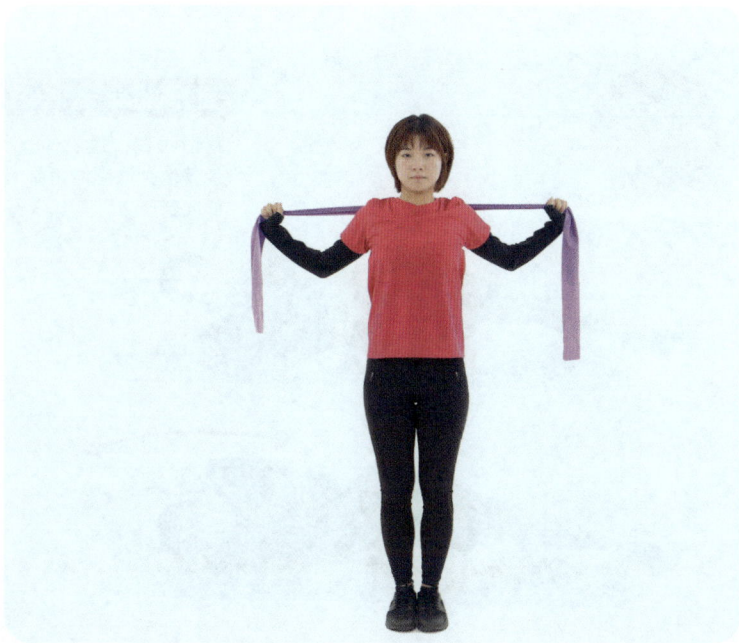

动作益处分析

改善肩关节的活动度；锻炼背部肌群，增强肌肉力量；缓解疼痛症状；修复体态。

侧卧伸展手臂

1》 侧卧姿，一侧腿伸直，另一侧腿屈膝屈髋使足跟、臀和躯干在一条直线。头部枕于一侧上臂，另一侧手支撑于胸前。

2》 身体不动，一侧手臂肩部发力，外展至头部延长线与另一侧手交叉于头顶处，保持姿势至规定时间。回到起始姿势，换另一侧做同样动作。

左、右各
20~30秒/次

3~5次/组
3~5组/天

易出现错误

抬肘过高；过度伸直手臂；身体歪斜扭曲；伸展到疼痛的程度。

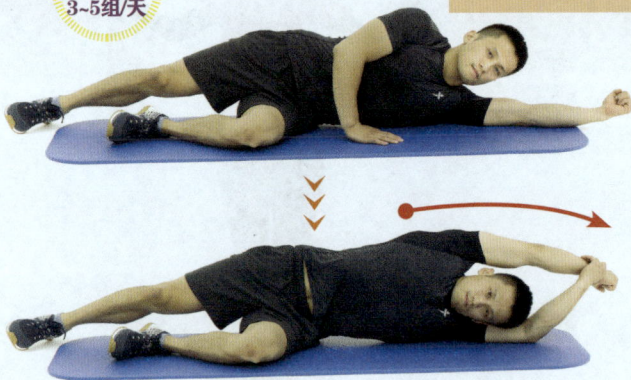

注意事项

保持动作准确，肩膀稳定，避免肩膀过度旋转或抬高；自然呼吸；如果出现疼痛或不适，应及时停止。

动作益处分析

拉伸肩部周围肌肉力量并增加肩关节的灵活性；缓解肩部疼痛；改善肩部姿态。

斜角下拉

1》 站姿，双脚分开，与肩同宽，双臂向前上方伸展，双手分别紧握弹力带两端，弹力带中间固定在斜上方的其他物体上，保持弹力带有一定张力。

2》 保持身体姿势不变，背部发力，双臂屈曲向斜下方拉伸弹力带至双手到达腰部两侧的位置。回到起始姿势。重复动作至规定次数。

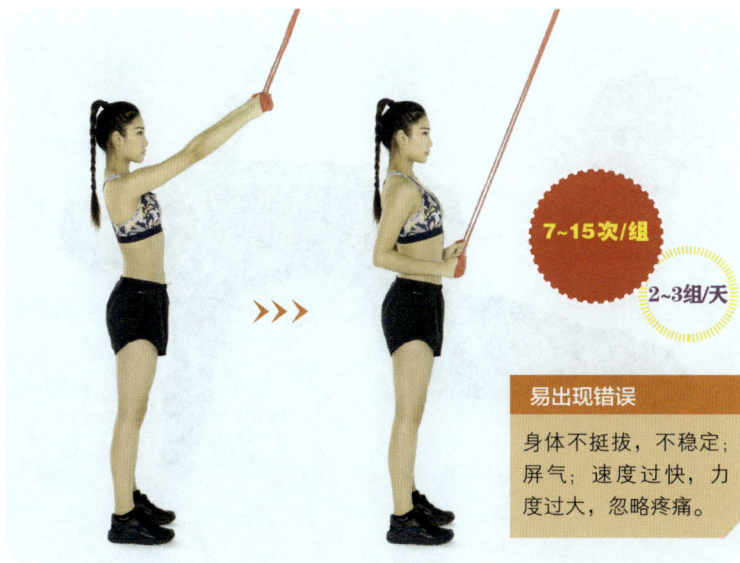

7~15次/组

2~3组/天

易出现错误

身体不挺拔，不稳定；屏气；速度过快，力度过大，忽略疼痛。

注意事项

循序渐进，动作充分，但不要用力过猛；身体平稳，避免晃动；腹式呼吸，不屏气；如果感到任何不适，应立即停止运动。

动作益处分析

加强周围关节的稳定性；锻炼背部肌群，增强肌肉力量和耐力；缓解疼痛症状；修复体态；促进身体代谢。

仰卧扭转脊椎

仰卧，双腿屈膝，下侧腿贴地，双臂向身体两侧伸直平放于地上，掌心向上。将髋部和双膝旋转到身体一侧的同时，头转向身体对侧至目标肌肉有一定程度的牵拉感，保持姿势至规定时间。回到起始姿势，换另一侧做同样动作。双侧总体拉伸量达到规定的时间。

左、右共
3~5分钟/组

1~2组/天

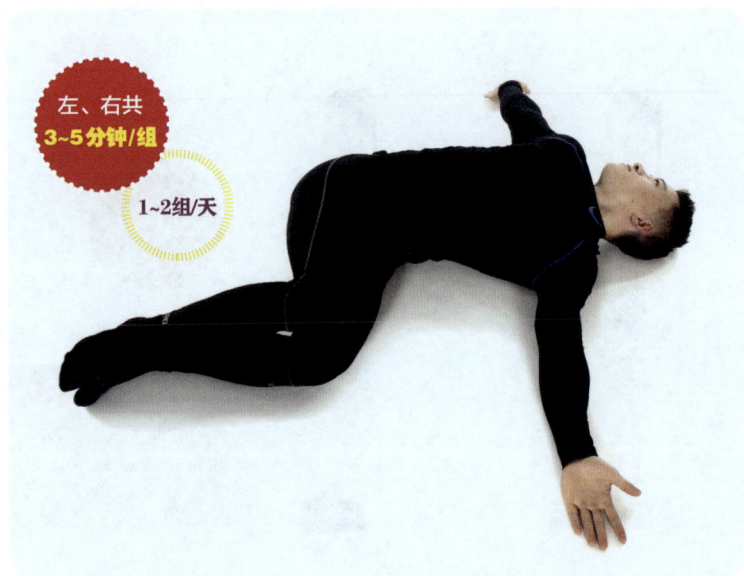

注意事项

颈部和肩部放松；以脊柱为轴线进行仰卧扭转；扭转动作充分；头部和颈部同时扭转；下方腿贴地。

动作益处分析

改善脊柱的稳定性和柔韧性。

骨盆倾斜运动

1》 站姿，双脚距离约同肩宽。臀部收紧，挺胸抬头，目视前方，下颌收紧，双臂自然下垂。

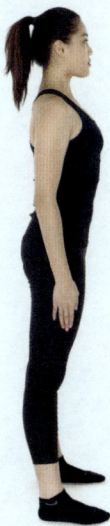

前、后各
7~15次/组

3~5组/天

易出现错误

运动时身体不稳定；动作幅度过大，速度过快；膝盖没有弯曲；耸肩驼背；忽略疼痛信号。

第 6 章 改善练习

注意事项

头部保持中立位；放松匀速缓慢运动；微微弯曲膝盖；倾斜幅度不要过大；保持身体稳定，不要耸肩驼背；控制强度，运动过程中以不出现麻痹和刺痛感为宜。

2 >> 双膝微屈，双手扶于腰侧，骨盆向前倾斜至目标肌肉有一定程度的牵拉感，保持姿势3~5秒，再向后倾斜至目标肌肉有一定程度的牵拉感，保持姿势3~5秒。回到起始姿势，重复动作至规定次数。

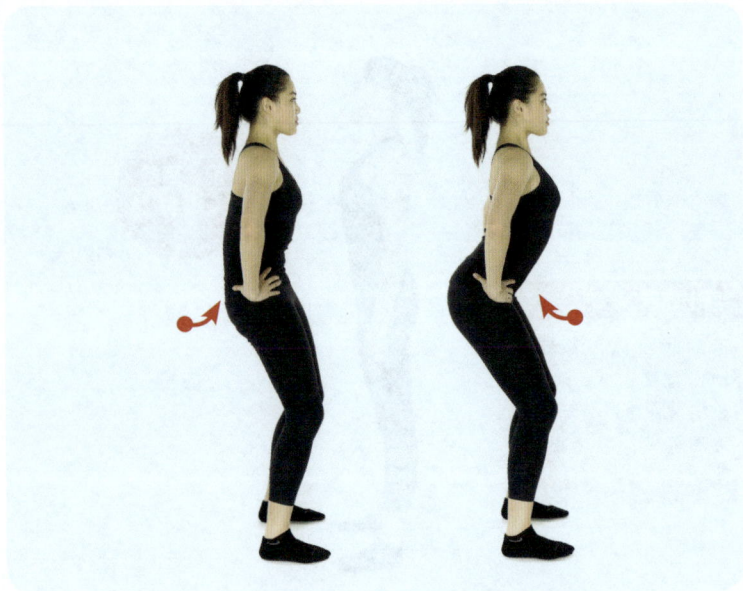

动作益处分析

改善身体姿态和减少腰背疼痛；加强腹肌和臀部肌肉力量；增加腰背灵活性和柔韧性；促进消化和代谢。

转身运动

1 >> 站姿，双脚距离约同肩宽。臀部收紧，挺胸抬头，目视前方，下颌
收紧，双臂自然下垂。

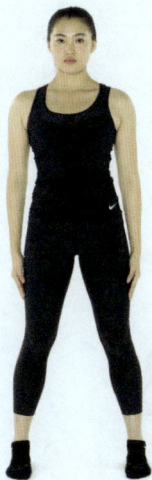

易出现错误

身体不挺拔，不稳定；
屏气；速度过快，力
度过大，忽略疼痛。

左、右各
7~15次/组

3~5组/天

注意事项

避免疼痛；缓慢拉伸；骨折、发烧、关节发炎、拉伸处皮肤有开放性伤
口或缝合时，不要拉伸；如果出现疼痛或不适，应及时停止。

2 ≫ 双臂屈肘抬起交叉于胸部正前方，身体最大限度地向一侧扭转至目标肌肉有中等程度的牵拉感。回到起始姿势，换至对侧重复以上步骤。两侧交替重复规定次数。

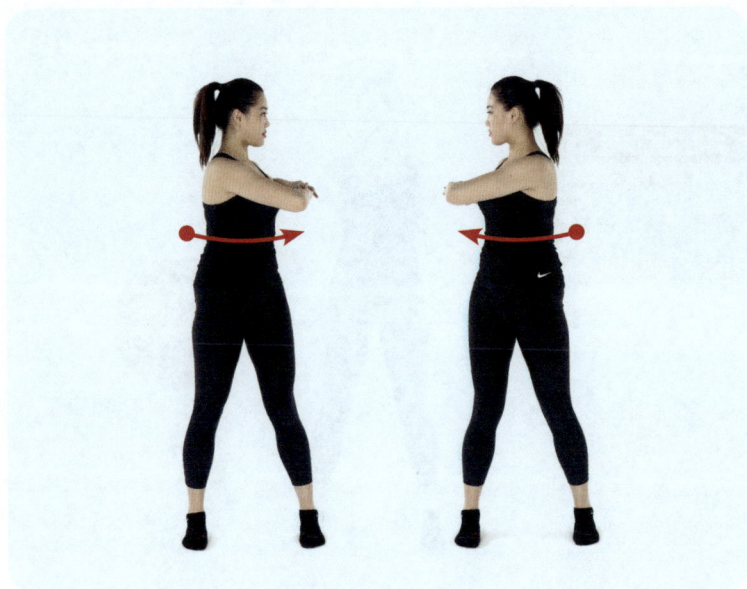

动作益处分析

促进血液循环，使精力充沛；缓解紧张僵硬的肌肉，减少酸痛，增强周围关节的灵活性；增强肌肉弹性；缓解压力。

猫式拉伸

1 身体呈俯撑跪姿，双臂伸直位于肩关节下方，双手指尖朝前，背部保持平直。在吸气的同时将背部向上拱起至最大限度，头部随之下压，保持2秒。

上、下各
7~15次/组
3~5组/天

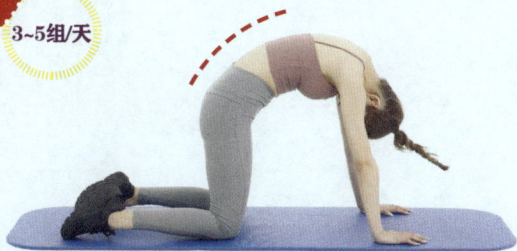

易出现错误

身体歪斜，不稳定；屏气；速度过快，力度过大，忽略疼痛。

注意事项

避免疼痛；缓慢拉伸；骨折、发烧、关节发炎、拉伸处皮肤有开放性伤口或缝合时，不要拉伸；拉伸动作做充分，但如果出现疼痛或不适，应及时停止。

2 » 呼气的同时将背部下压至最大限度，头部随之上抬，保持3~5
秒。重复动作，完成规定次数。

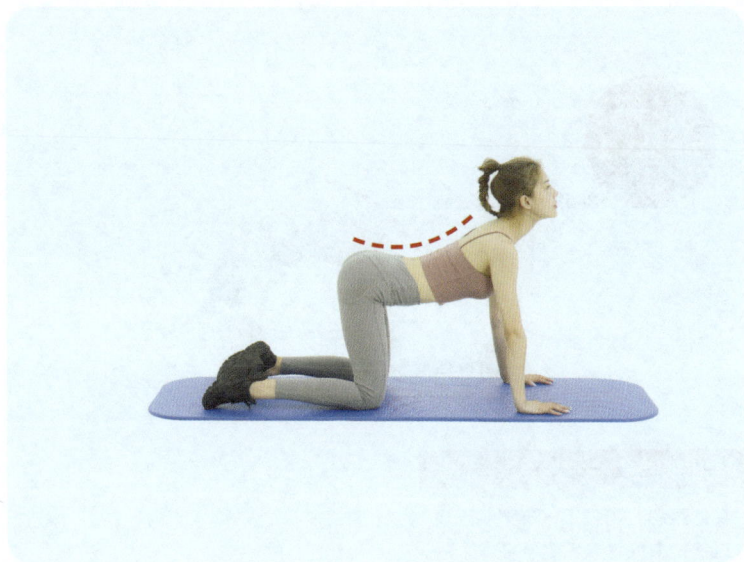

⟋ 动作益处分析 ⟍

促进血液循环，使精力充沛；缓解紧张僵硬的肌肉，减少酸痛，增强周围
关节的灵活性；增强肌肉弹性；缓解压力。

平板支撑

身体呈俯撑姿势，双臂屈肘，双肘位于肩关节正下方，前臂和双脚脚尖撑于垫面，身体从头部到脚踝保持在一条直线上。保持身体稳定至规定时间。

10~60秒/次

2~3次/组

3~5组/天

易出现错误

屏气；身体紧张，没有完全放松；低头或抬头。

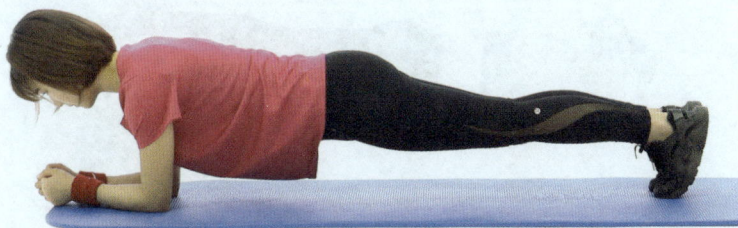

注意事项

身体放松，可并足以脚尖支撑做环形转动，增强锻炼效果；如果感到任何不适，应立即停止运动。

动作益处分析

增强核心肌群力量，提升身体稳定性；辅助脊柱侧弯的弯曲度复位；缓解压力。

瑞士球抬腿俯卧撑

1》 双侧小腿置于瑞士球上，呈俯卧撑姿势，双手支撑于肩部正下方，保持身体从头到脚呈一条直线，抬起一侧腿，距离球面约20厘米。

7~15次/组

2~3组/天

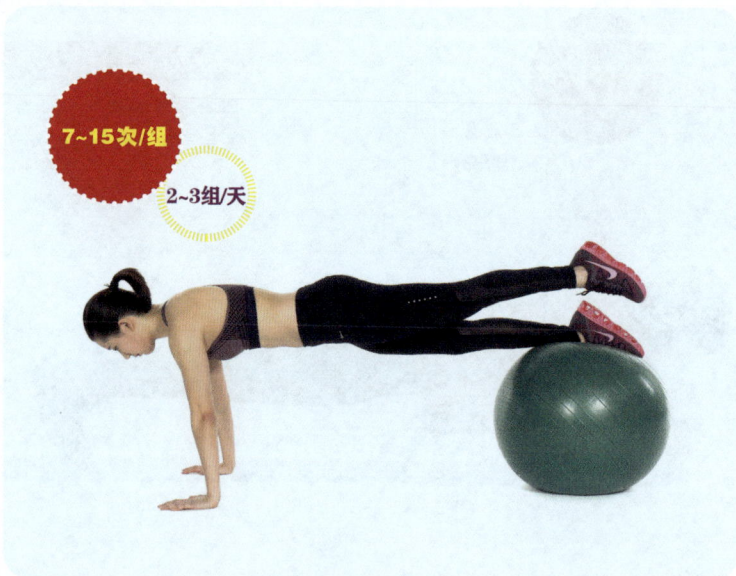

注意事项

循序渐进，动作充分，但不要用力过猛；身体平稳，避免扭曲倾斜；腹式呼吸，不屏气；如果感到任何不适，应立即停止运动。

2 ≫ 肘关节屈曲，身体下沉至胸部几乎碰到地面，上臂与躯干夹角约为45度，胸部发力推起身体。回到起始姿势，重复动作至规定次数。

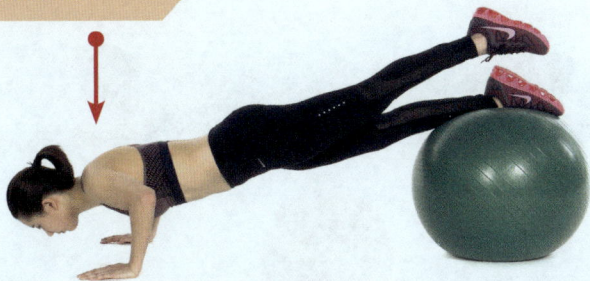

易出现错误

身体歪斜，不稳定；屏气；速度过快，力度过大，忽略疼痛。

动作益处分析

加强周围关节的稳定性；锻炼手腕、手臂、背部、腰部、臀部、腿部肌群，增强肌肉力量和耐力；缓解疼痛症状；促进身体代谢。

两头起

1 俯卧姿，躯干处于中立位，双臂伸直，两掌心相对。

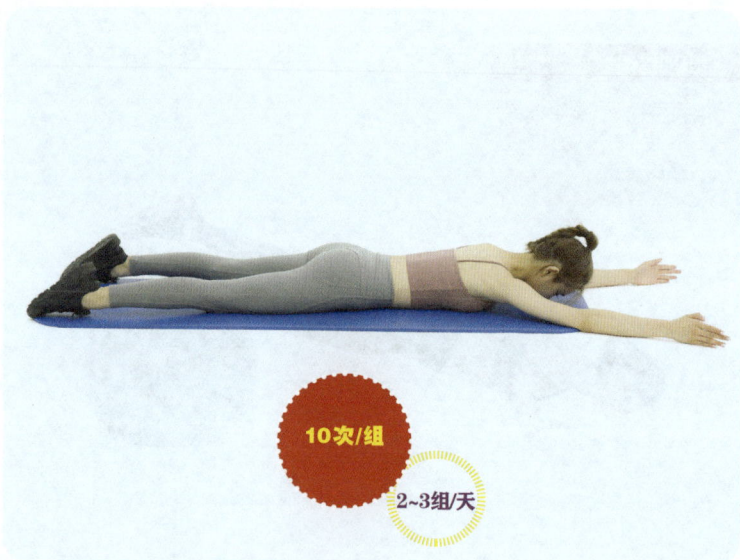

10次/组

2~3组/天

注意事项

循序渐进，动作充分，但不要用力过猛；身体平稳，避免扭曲倾斜；腹式呼吸，不屏气；如果感到任何不适，应立即停止运动。

2 ≫ 挺身、伸髋、双脚抬离地面，只有腹部接触地面，使身体呈背弓姿势。躯干保持稳定，背部发力使手臂和双腿上抬，同时分别向前、向后伸展至最大幅度。保持3~5秒，回到起始姿势，完成规定次数。

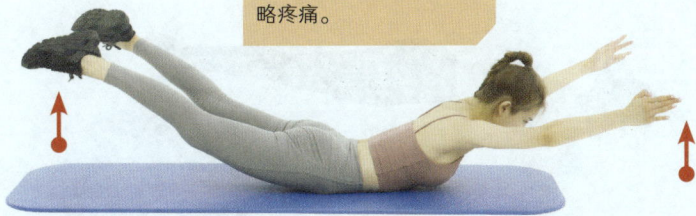

易出现错误

身体不稳定；屏气；速度过快，力度过大，忽略疼痛。

动作益处分析

加强周围关节的稳定性；锻炼背、腰、臀、腿肌群，增强肌肉力量和耐力；缓解疼痛症状；促进身体代谢。

瑞士球俯卧撑

1 ≫ 双脚脚尖置于瑞士球上，呈俯卧撑姿势，双手支撑于肩部正下方，保持身体从头到脚呈一条直线。

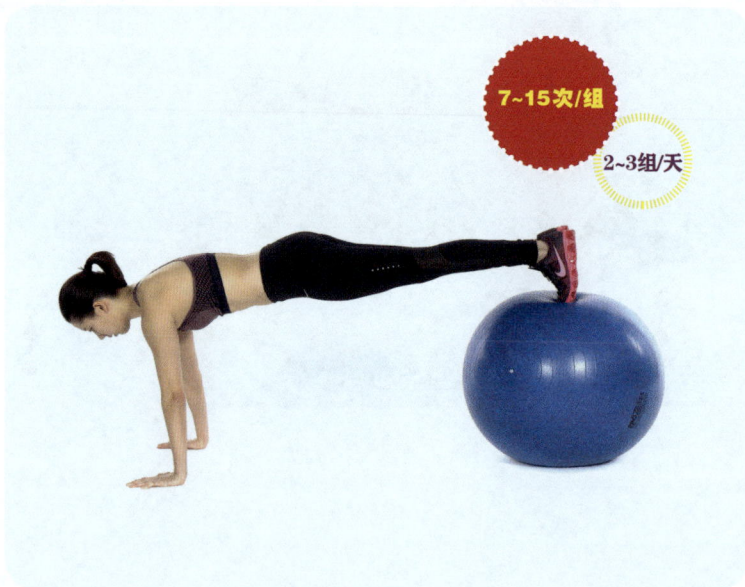

7~15次/组

2~3组/天

注意事项

循序渐进，动作充分，但不要用力过猛；身体平稳，避免扭曲倾斜；腹式呼吸，不屏气；如果感到任何不适，应立即停止运动。

2 ≫ 肘关节屈曲，身体下沉至胸部几乎碰到地面，上臂与躯干夹角约为 45 度，胸部发力推起身体。回到起始姿势，重复动作至规定次数。

易出现错误

身体歪斜，不稳定；屏气；速度过快，力度过大，忽略疼痛。

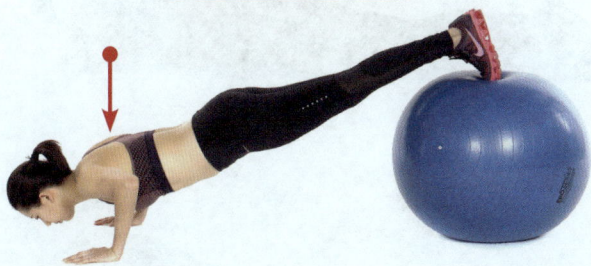

╲ **动作益处分析** ╱

加强周围关节的稳定性；锻炼手腕、手臂、背部、腰部、臀部、腿部肌群，增强肌肉力量和耐力；缓解疼痛症状；促进身体代谢。

上身抬起

1 » 俯卧姿，双臂置于身体两侧，手掌向下，双腿伸直，距离与髋同宽。

2 » 两侧肩胛骨向内靠拢，躯干伸展，后背发力将上身抬离地面。回到起始姿势。重复动作至规定次数。

易出现错误

身体歪斜，不稳定；屏气；速度过快，力度过大，忽略疼痛。

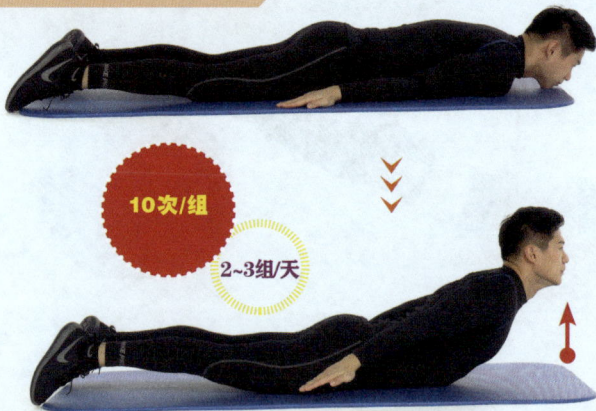

10次/组

2~3组/天

注意事项

循序渐进，动作充分，但不要用力过猛；身体平稳，避免扭曲倾斜；腹式呼吸，不屏气；如果感到任何不适，应立即停止运动。

动作益处分析

加强周围关节的稳定性；锻炼背、腰、臀肌群，增强肌肉力量和耐力；缓解疼痛症状；促进身体代谢。

死虫子式训练

1 仰卧姿，双臂垂直于地面，屈髋、屈膝90度，小腿平行于地面，腰椎下压。

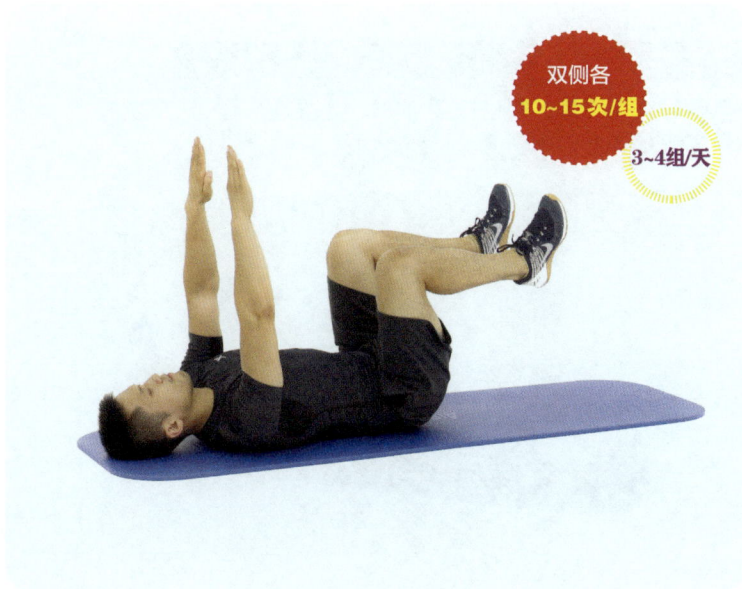

双侧各
10~15次/组
3~4组/天

注意事项

全程腰部要贴紧地面：可以将弹力带一端压在腰下，一端系在旁边固定的椅子或者壶铃上，以保证过程中腰下弹力带不弹出去，腰部贴地；匀速，动作越慢越好。

2 ≫ 一侧手和对侧腿伸直，贴近垫子，保持3~5秒。回到起始姿势，换至对侧重复以上步骤。完成规定次数。

易出现错误

腰部没有贴实地面；非练习侧手臂和腿没有保持固定；手臂没有垂直地面；屈膝角度没有维持在90°左右；屏气。

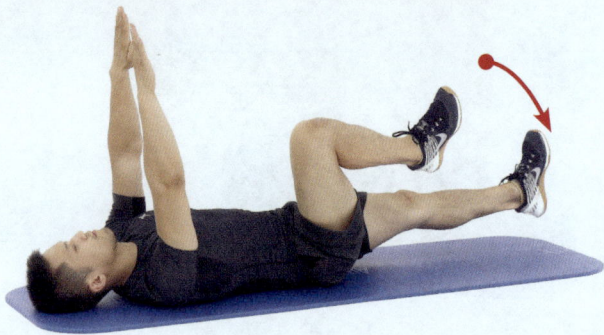

动作益处分析

加强核心稳定性；提高协调性；减少下背痛；改善运动能力；增强全身力量和耐力；修复肋骨外翻和骨盆前倾。

平板支撑左右顶髋

1 » 俯卧姿，双脚近乎并拢支撑于地面。**双臂屈肘约90°，肘部位于肩关节的正下方**，核心收紧，背部挺直，骨盆稍稍后倾。

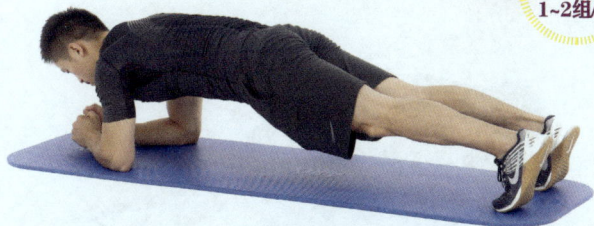

左、右各
10~60秒/次

2~3次/组
1~2组/天

注意事项

支撑时想象将肚脐眼缩向脊柱，收紧臀部达到并保持骨盆后倾状态时再进行动作，注意过程中不要让腰部塌陷。

2 》 向身体一侧顶髋至最大幅度，回到起始位置，再向另一侧顶髋。回到起始姿势。两侧交替重复规定次数。

易出现错误

没有先调整到骨盆后倾状态；眼睛没有看向地面，头过低或抬头，下背反弓；身体摇晃不稳；手肘外展，手肘弯曲角度过大或过小；屏气；时间过长；膝盖没有伸直。

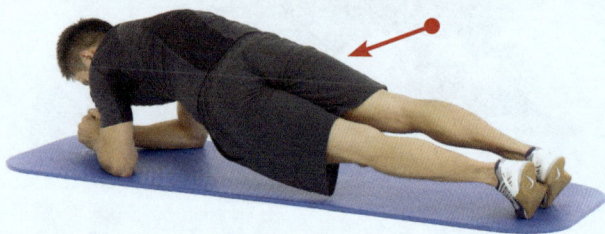

动作益处分析

增强核心稳定性；增强肩、臂、臀、腿肌肉力量；加强腰部灵活性；改善身体姿态；预防和减少背部疼痛。

动态眼镜蛇式

1 ›› 俯卧姿，胸部贴近地面，双臂屈肘放于胸部两侧，前臂和双手支撑地面。

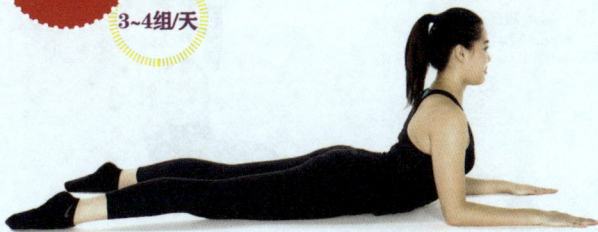

10~15次/组

3~4组/天

注意事项

避免疼痛；缓慢拉伸；骨折、发烧、关节发炎、拉伸处皮肤有开放性伤口或缝合时不要拉伸；拉伸动作做充分，但如果出现疼痛或不适，应及时停止。

2 》 双手用力将胸部和肋骨最大限度地从地板上推起至目标肌肉有中等程度的牵拉感。保持姿势至规定时间，回到起始姿势。重复动作至规定次数。

易出现错误

身体歪斜，不稳定；屏气；速度过快，力度过大，忽略疼痛。

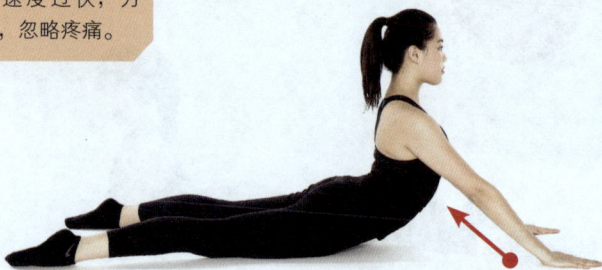

动作益处分析

促进血液循环，使精力充沛；缓解紧张僵硬的肌肉，减少酸痛，增强周围关节的灵活性；增强肌肉弹性；缓解压力。

动态俯卧肢体伸展训练

1 » 俯卧姿，双臂前伸，掌心相对，双腿伸直并拢，绷脚尖。

2 » 一侧手和对侧腿上抬，保持1~2秒，回到起始姿势。对侧亦然。完成动作至规定次数。

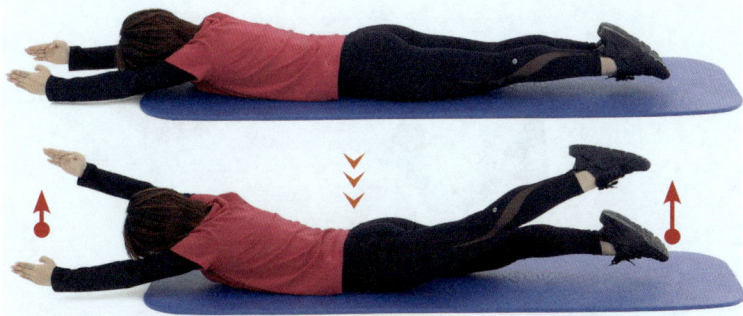

易出现错误

躯干和髋部没有紧贴地面；手臂没有伸直；手和腿没有上抬到最大限度；身体不稳定；屏气；速度过快，力度过大，忽略疼痛。

双侧各
8~10次/组

2~3组/天

注意事项

循序渐进，动作充分，但不要用力过猛；身体平稳，避免扭曲倾斜；腹式呼吸，不屏气；如果感到任何不适，应立即停止运动。

动作益处分析

加强周围关节的稳定性；锻炼手臂、肩、腰、臀、腿肌群，增强肌肉力量和耐力；增加身体协调性；缓解疼痛症状；促进身体代谢。

仰卧脚蹬车

1 >> 仰卧姿，双臂伸直放在身体两侧，双腿屈髋、屈膝，一侧腿略微蹬直，一侧腿加大屈髋幅度。

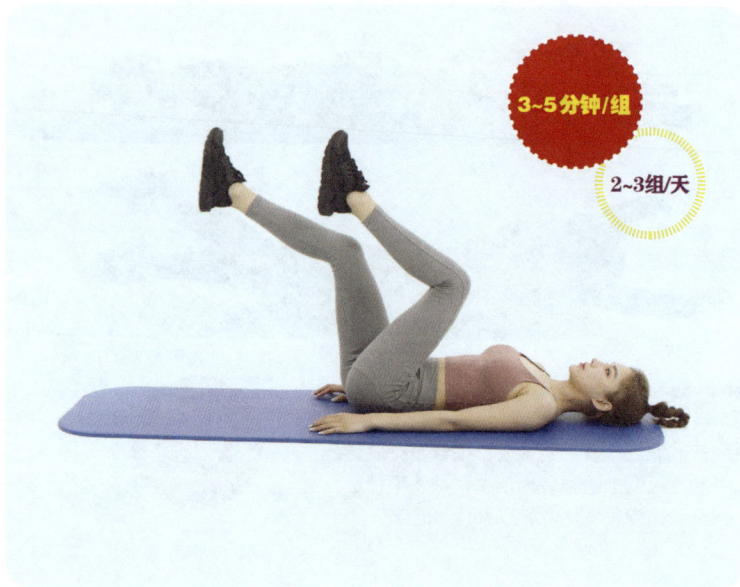

3~5分钟/组

2~3组/天

注意事项

可穿静脉弹力袜运动；循序渐进，动作充分，但不要用力过猛；身体平稳，避免扭曲倾斜；腹式呼吸，不屏气；如果感到任何不适，应立即停止运动。

2 〉〉 双腿交换位置，两侧腿用这种方式以中等速度做匀速仰卧蹬车运动。全程保持核心收紧，背部挺直。重复动作至规定时间。

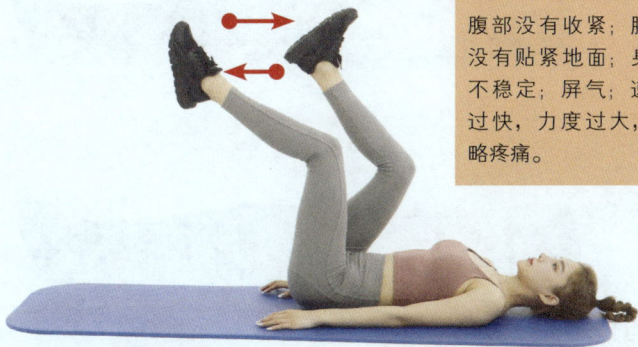

易出现错误

腹部没有收紧；腰部没有贴紧地面；身体不稳定；屏气；速度过快，力度过大，忽略疼痛。

动作益处分析

加强周围关节的灵活性；锻炼核心、臀、腿肌群，增强肌肉力量和耐力；缓解疼痛症状；促进身体代谢。

仰卧腹式呼吸

1 ≫ 仰卧姿，双手相叠置于腹前。鼻腔吸气，保持胸廓不动，腹部鼓起。

2 ≫ 用口慢速呼出气体，感受腹部的收缩。保持15~20秒，回到起始姿势，重复练习至规定时间。

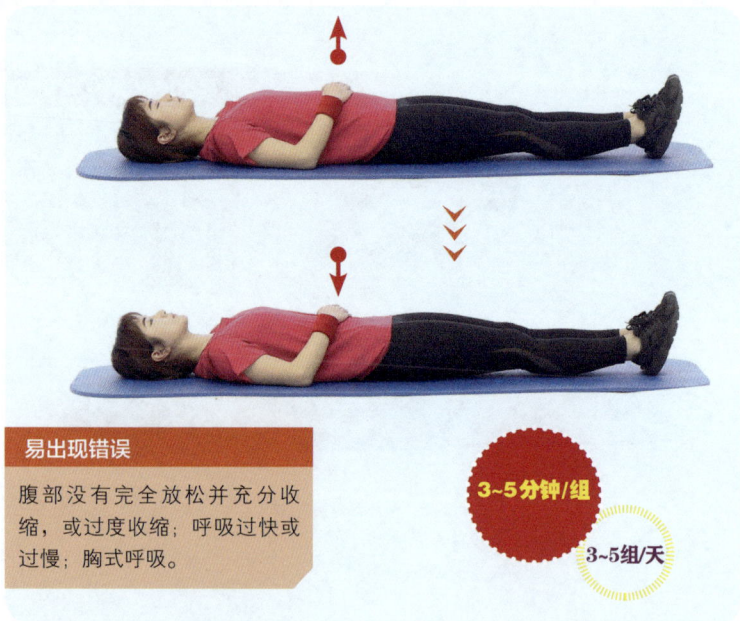

易出现错误

腹部没有完全放松并充分收缩，或过度收缩；呼吸过快或过慢；胸式呼吸。

3~5分钟/组

3~5组/天

注意事项

身体放松；呼吸自然顺畅，不要屏气；循序渐进，控制强度；孕妇和腹部手术等人群避免此项练习。

动作益处分析

提高肺活量和呼吸效率；缓解焦虑，减轻腹部压力；促进血液循环；增强核心肌群；缓解脊柱和背部的紧张和疼痛。

90-90 式呼吸

1 仰卧姿，双腿抬起，小腿平放在椅子上，髋关节和膝关节均呈90度角，双手叠放在腹部，用鼻腔进行吸气，大约用时4秒，胸廓尽量保持不动，腹部向两侧和上方扩张，感觉双手被腹部向上托起；然后屏气2秒。

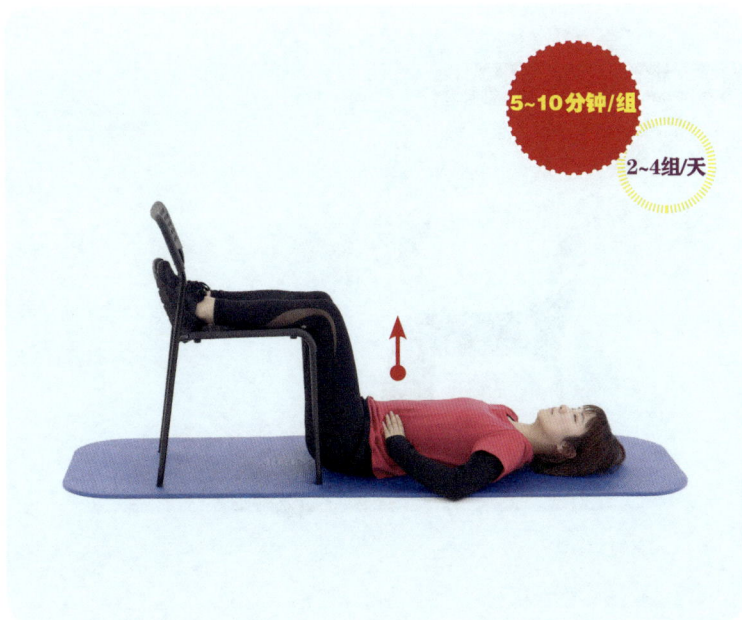

5~10分钟/组

2~4组/天

注意事项

保持姿势正确，膝盖和臀部稳定；均匀深呼吸；出现呼吸困难、肌肉关节疼痛、感冒发烧等状况时避免运动。

2 ≫ 用嘴缓缓将气体呼出，大约用时6秒，并在呼气的同时收缩腹部以尽量将气体呼出。重复练习至规定时间。

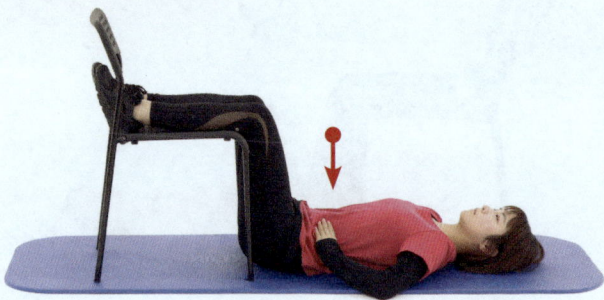

动作益处分析

促进身体健康和改善生活质量，如帮助调整和形成正确的呼吸模式，提高呼吸肌群的协调性；缓解焦虑和压力；加强核心肌肉的稳定性和平衡性，改善身体姿势。

仰卧瑞士球滚背拉伸

1》 身体的中背部仰卧于瑞士球上，双腿屈曲，双脚支撑于垫面，双臂屈肘抱于头后。

2》 双腿逐渐伸直并向后滚动瑞士球至目标肌肉有一定程度的牵拉感，保持1~2秒后回到起始姿势。重复动作至规定次数。

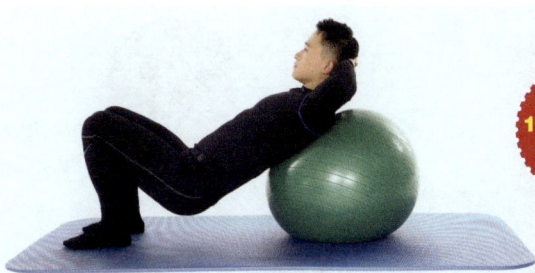

12~20次/组

3~5组/天

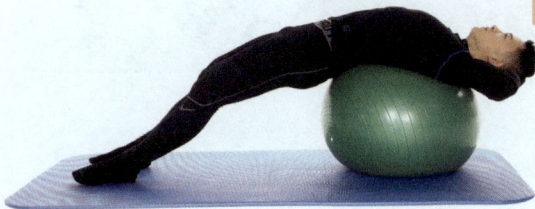

易出现错误

屏气；身体倾斜。

注意事项

保持身体匀速、稳定滚动，充分伸展；保持自然的呼吸节奏；运动中有任何不适则停止。

动作益处分析

消除疲劳感，拉伸身体前侧肌群，提升身体控制力和稳定性。

1 　仰卧姿，双臂靠近身体，**手掌紧贴垫面**。**屈髋，屈膝**，脚跟踩在垫子上。

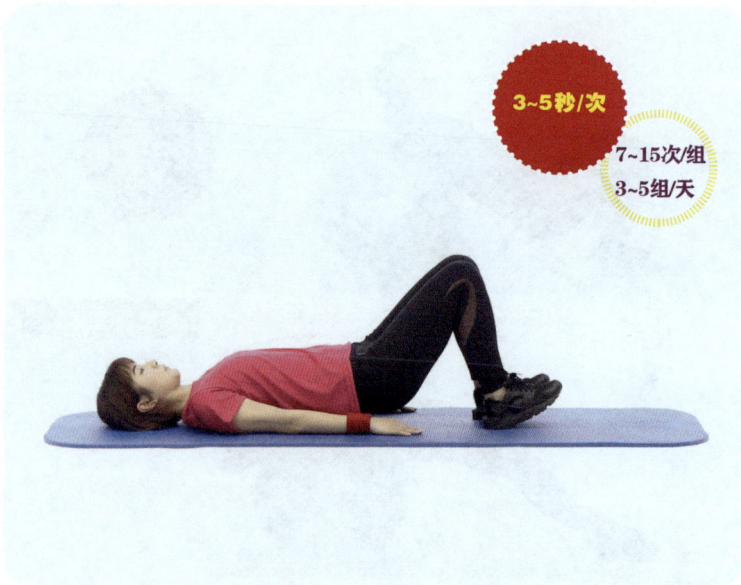

3~5秒/次

7~15次/组

3~5组/天

注意事项

抬起状态时大腿与小腿应呈现90° 夹角；动作匀速缓慢；保持身体稳定，不要摇晃；控制强度，运动过程中以不出现麻痹和刺痛感为宜。

2 》 腰腹部肌肉发力使臀部抬离地面，直至肩部、髋部、膝关节呈一条直线。保持3~5秒，回到起始姿势，完成规定次数。

易出现错误

抬起状态时大腿与小腿没有呈现90°夹角；动作过快，力度过大；身体摇晃。

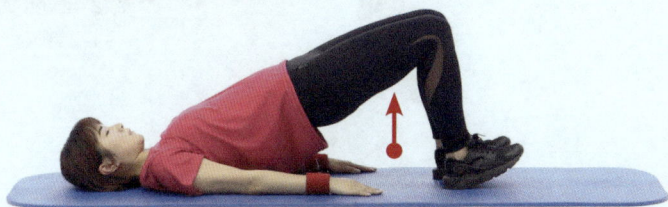

动作益处分析

加强腹部、背部和臀部的肌肉力量，帮助维持身体平衡和稳定；改善姿势；缓解腰痛；促进身体新陈代谢。

拉伸髂腰肌

1 》 单腿跪姿，前侧腿屈膝约90度，后侧腿小腿贴地，脚面贴地，膝关节夹角大于90°，使骨盆处于后倾状态。右手扶膝，左手自然落于双腿之间，目视前方。

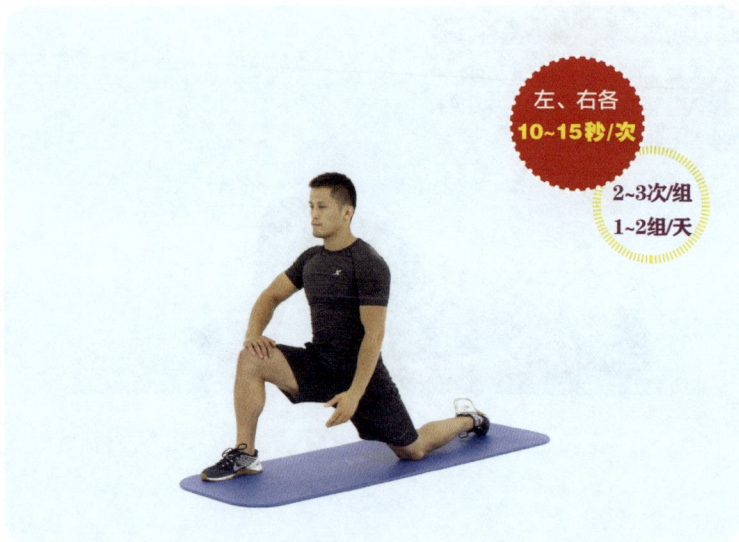

左、右各
10~15秒/次

2~3次/组
1~2组/天

注意事项

先采用单腿跪姿，收缩腹肌和臀部，让身体处于骨盆后倾的状态，在保持骨盆后倾的情况下，身体重心前移，通过前侧腿屈膝伸髋，使后腿骨盆前侧有明显的牵拉感。

2 >> 保持身体其他部位不动，前腿屈膝，后腿伸膝，躯干向前、向下压，使目标肌肉有中等程度的牵拉感。左手上举，增加练习难度。保持姿势至规定时间，重复至规定的次数。回到起始姿势，换另一侧做同样动作。

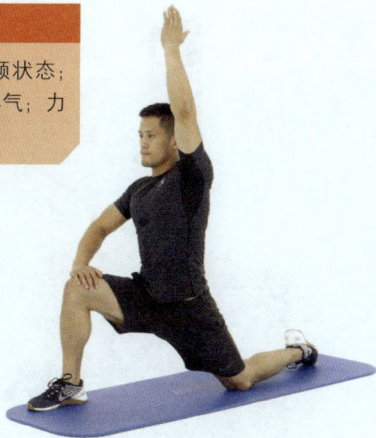

易出现错误

没有先调整到骨盆后倾状态；身体歪斜，不稳定；屏气；力度过大，忽略疼痛。

动作益处分析

促进血液循环，使精力充沛；缓解紧张僵硬的肌肉，减少酸痛，增强周围关节的灵活性；增强肌肉弹性；缓解压力。

坐姿弹力带单侧屈髋

1 » 坐在与腰部等高的跳箱上，上身直立，双臂自然下垂扶于箱面，膝
关节位于跳箱外侧并屈曲成90度，小腿悬空，将弹力带一端绕过
一侧脚部踝关节固定，弹力带另一端固定在腿后等高的其他物体
上，保持弹力带有一定张力。

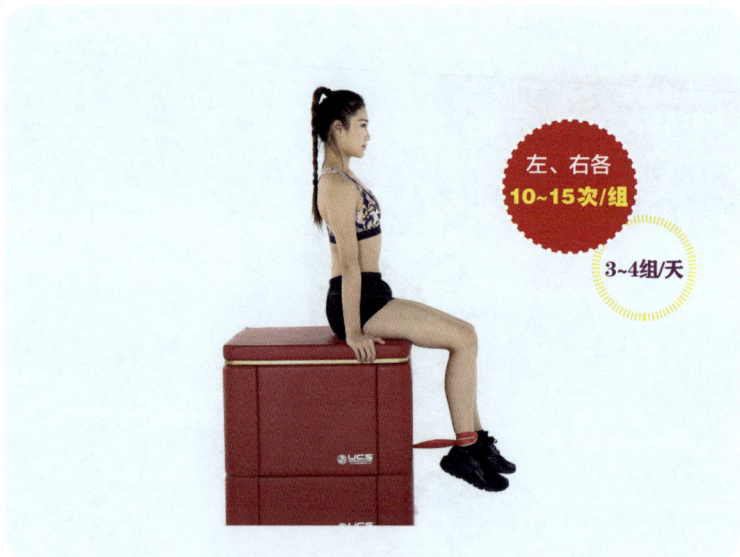

左、右各
10~15次/组

3~4组/天

注意事项

循序渐进，动作充分，但不要用力过猛；身体平稳，避免扭曲倾斜；腹
式呼吸，不屏气；如果感到任何不适，应立即停止运动。

2 ≫ 保持躯干姿势不变，髋部发力，小腿向上拉伸弹力带至踝关节与对侧膝关节等高，保持 1 ~ 2 秒后回到起始姿势。重复动作至规定次数，换另一侧做同样动作。

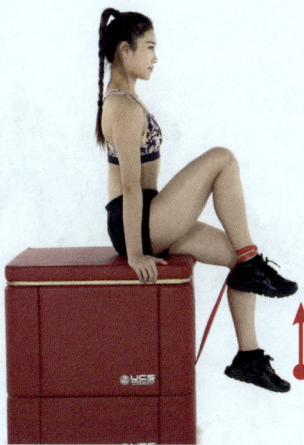

易出现错误

身体歪斜，不稳定；屏气；速度过快，力度过大，忽略疼痛。

动作益处分析

加强周围关节的稳定性；锻炼屈髋肌，增强肌肉力量和耐力；促进身体代谢；改善骨盆后倾。

臀桥－抱膝式

1》 仰卧姿，屈膝，屈髋，脚跟着地，双手伸直放在身体两侧。双手交叉，抱住一侧腿的膝关节处，屈髋，勾起脚尖，将腿拉至胸前。

左、右各
7~15次/组

3~5组/天

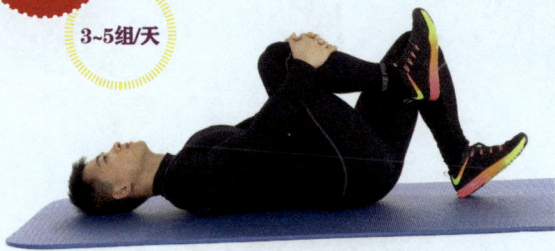

注意事项

抬起过程中腹部收紧，盆底肌逐渐往头顶的方向收紧；抬起状态时大腿与小腿呈现90°夹角；动作匀速缓慢；保持身体稳定，不要摇晃；控制强度，运动过程中以不出现麻痹和刺痛感为宜。

2 ≫ 另一侧腿**臀肌发力**，**向上顶髋**，抬起**身体至肩、躯干、髋和膝在一条直线上**，保持姿势3~5秒。回到起始姿势。重复动作至规定次数，换另一侧做同样动作。

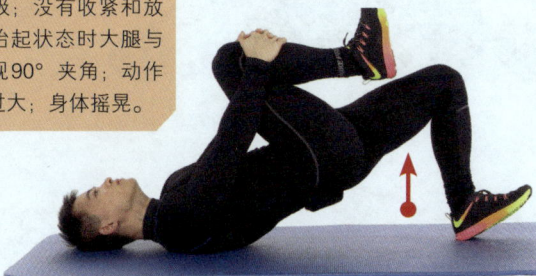

易出现错误

没有配合呼吸；没有收紧和放松盆底肌；抬起状态时大腿与小腿没有呈现90°夹角；动作过快，力度过大；身体摇晃。

第 6 章 改善练习

╲ **动作益处分析** ╱

加强腹部、背部和臀部的肌肉，帮助维持身体平衡和稳定性；改善姿势；缓解腰痛；促进身体新陈代谢；减少前列腺问题。

盆底肌牵拉放松运动

1 》 仰卧姿，屈膝，屈髋，双脚接触地面，双臂伸直放于身体两侧，掌心向下。

2 》 腹部收缩，双手抱膝，屈膝、屈髋至头部与膝关节接触，然后回到起始姿势。重复动作至规定次数。

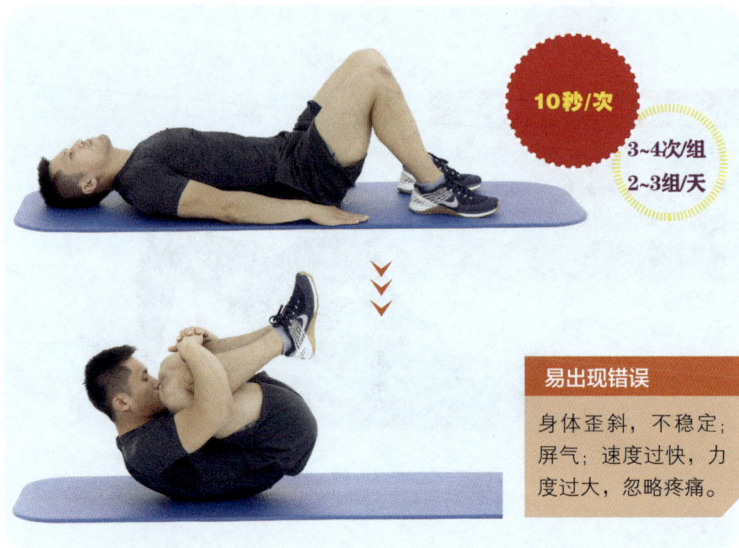

10秒/次

3~4次/组
2~3组/天

易出现错误

身体歪斜，不稳定；屏气；速度过快，力度过大，忽略疼痛。

注意事项

循序渐进，动作充分，但不要用力过猛；核心稳定，避免扭曲倾斜；腹式呼吸，不屏气；如果感到任何不适，应立即停止运动。

动作益处分析

促进血液循环，使精力充沛；缓解紧张僵硬的肌肉，减少酸痛，增强周围关节的灵活性；增强肌肉弹性；缓解压力。

鸽子式

侧坐姿，一条腿在身前屈膝，脚跟贴近大腿内侧，另一条腿向后伸展，与身体在一条直线上，脚背贴地，脚尖向后，臀部肌肉收紧。双手撑地，头部、颈椎、胸椎在一条直线上，上身抬起，看向前方。保持姿势约30秒。回到起始姿势，换另一侧做同样动作。重复动作至规定的时间。

易出现错误

屏气；重心不稳，骨盆不端正，身体倾斜；没有收紧臀部肌肉；后脚脚尖没有朝向正后方；过度弯曲颈部，头颈与胸椎没有保持一条直线。

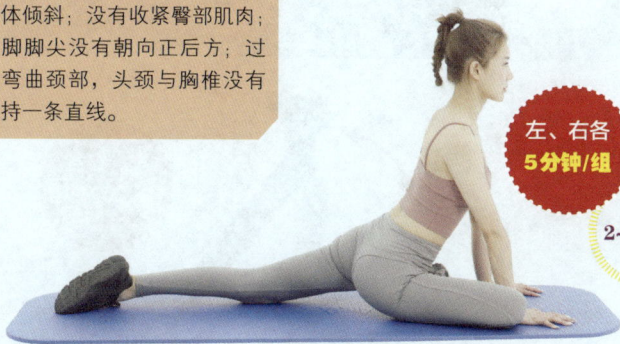

左、右各
5分钟/组

2~3组/天

注意事项

深呼吸，不屏气；胸腔上提，背部延展，髋部下沉；保持骨盆端正，避免对膝盖和腰部造成过度压力；膝盖损伤或者慢性膝盖疼痛者、腰椎间盘突出者、孕妇不要做此运动；运动中有任何不适则停止。

动作益处分析

促进血液循环、增强肛门括约肌和骨盆底肌肉的收缩能力，缓解痔疮症状；缓解坐骨神经痛；改善身体姿态；放松身心。

第 6 章 改善练习

拉伸腘绳肌

1 仰卧姿，拉伸绳一端**固定在一侧脚踝**，该侧**腿悬空**，另一端握在双手中。

2 将腿向对侧肩关节方向拉伸，感受臀部后侧的牵拉感，保持姿势至规定时间。回到起始姿势，换另一侧做同样动作。重复动作至规定次数。

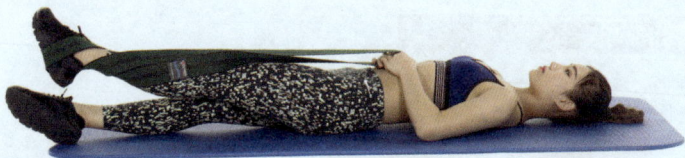

易出现错误

身体不稳定；屏气；速度过快，力度过大，忽略疼痛。

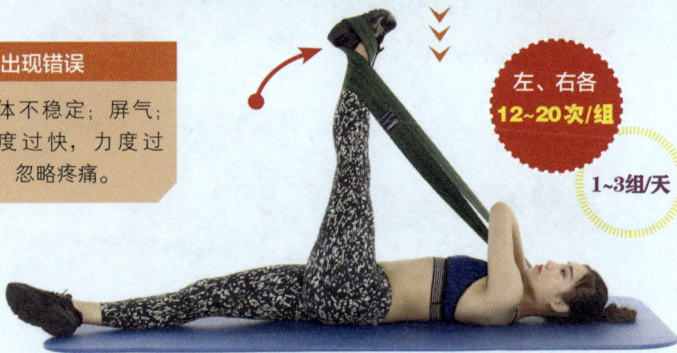

左、右各
12~20次/组

1~3组/天

注意事项

避免疼痛；缓慢拉伸；骨折、发烧、关节发炎、拉伸处皮肤有开放性伤口或缝合时不要拉伸；拉伸动作做充分，但如果出现疼痛或不适，应及时停止。

动作益处分析

促进血液循环，使精力充沛；缓解紧张僵硬的肌肉，减少酸痛，增强周围关节的灵活性；增强肌肉弹性；缓解压力。

单腿半蹲

1 》 身体直立，双脚分开，与肩同宽，一侧脚踩住弹力带一端，同侧手
紧握弹力带另一端。另一侧腿向后屈曲抬起至小腿与地面平行。握
弹力带的手臂向上屈曲至腰部，另一侧手臂自然下垂，保持弹力带
有一定张力。

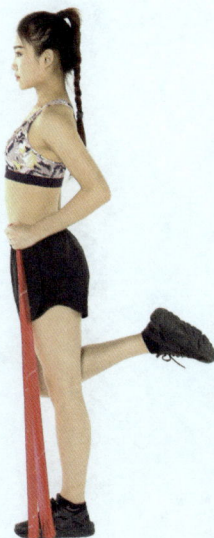

左、右各
5次/组

3~5组/天

注意事项

核心收紧，背部平直，避免扭曲倾斜；腹式呼吸，不屏气；运动中有任
何不适则停止。

2 ≫ 支撑腿屈髋、屈膝至大腿与地面约呈45度，同时躯干保持直立。腿部发力回到起始姿势，重复动作至规定次数。换另一侧做同样动作。

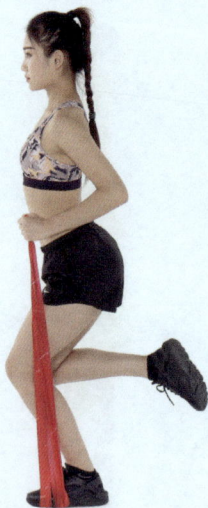

易出现错误

身体歪斜不稳定；屏气；忽略疼痛。

动作益处分析

加强周围关节的稳定性；锻炼核心、臀、腿肌群，增强肌肉力量和耐力；增加身体平衡性；缓解疼痛症状；促进身体代谢。

徒手腘绳肌拉伸

1 ≫ 仰卧姿，一侧腿伸直，另一侧腿屈膝、屈髋90°，双手抱于大腿后侧。

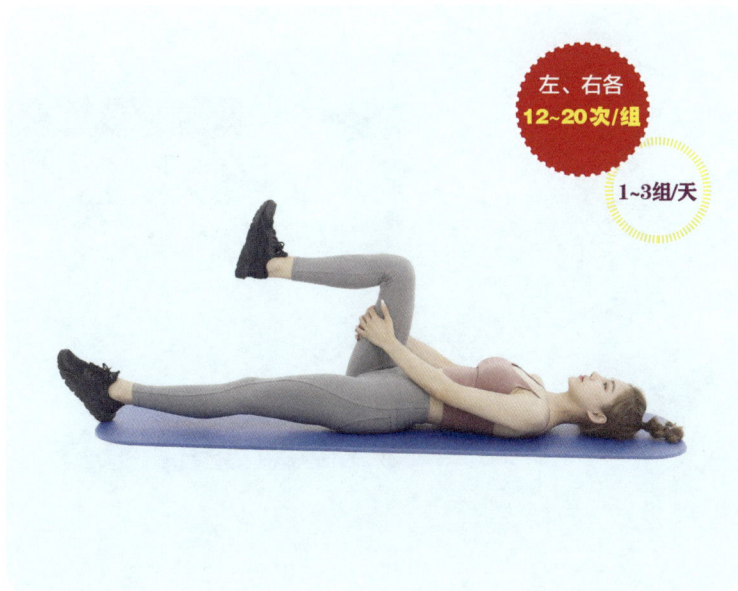

左、右各
12~20次/组

1~3组/天

注意事项

避免疼痛；缓慢拉伸；骨折、发烧、关节发炎、拉伸处皮肤有开放性伤口或缝合时不要拉伸；拉伸动作做充分，但如果出现疼痛或不适，应及时停止。

2 ≫ 尽可能向上伸膝至最大幅度，感受大腿后侧有牵拉感，回到起始姿势，换另一侧做同样动作。交替重复动作至规定次数。

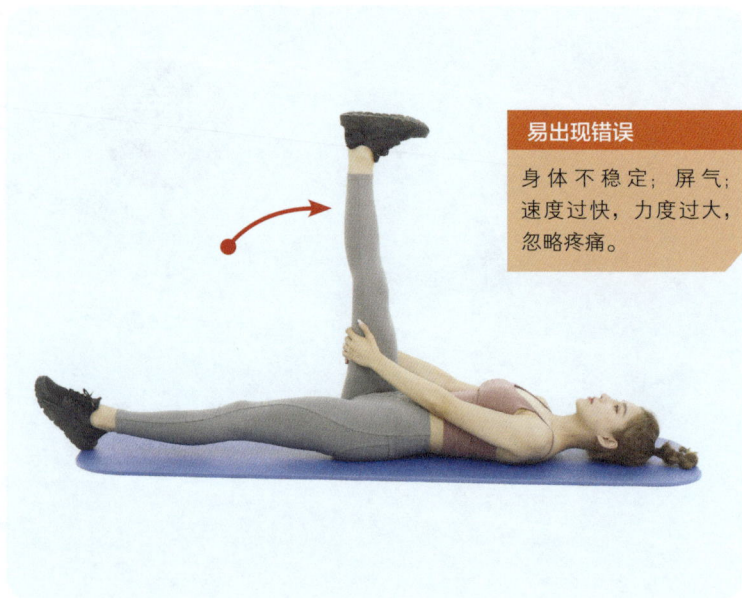

易出现错误

身体不稳定；屏气；速度过快，力度过大，忽略疼痛。

动作益处分析

促进血液循环，使精力充沛；缓解紧张僵硬的肌肉，减少酸痛，增强周围关节的灵活性；增强肌肉弹性；缓解压力。

平衡垫单腿站立

1 » 站于平衡垫上，双脚并拢，**双臂交叉抱于胸前。**

2 » 一侧腿支撑，另一侧腿上抬，**髋关节与膝关节均呈90°角。**保持姿势至规定时间。回到起始姿势，换另一侧做同样动作。

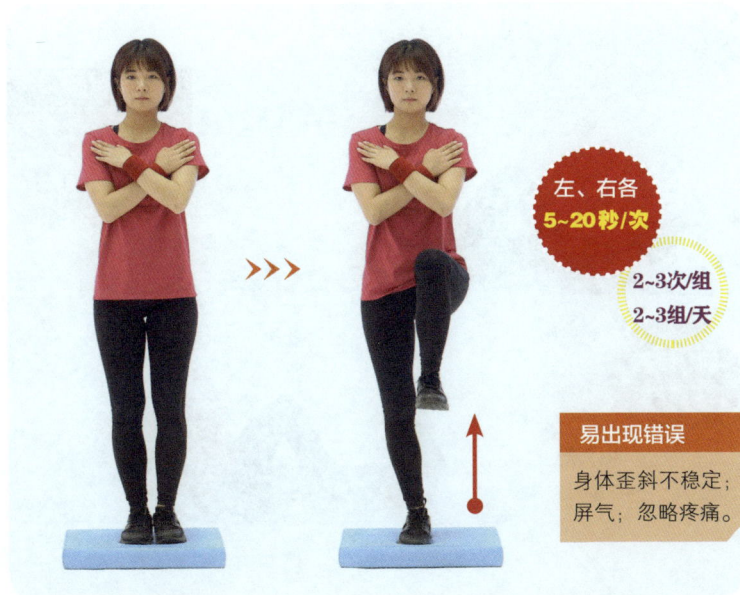

左、右各
5~20秒/次

2~3次/组
2~3组/天

易出现错误

身体歪斜不稳定；屏气；忽略疼痛。

注意事项

循序渐进，动作充分，但不要用力过猛；身体平稳，避免扭曲倾斜；腹式呼吸，不屏气；如果感到任何不适，应立即停止运动。

动作益处分析

加强周围关节的稳定性；锻炼核心、臀、腿肌群，增强肌肉力量和耐力；增加身体平衡性；缓解疼痛症状；促进身体代谢。

脚尖屈伸

1 ≫ 坐姿，双臂伸直支撑于地面，右腿屈膝，右脚撑地，左腿伸直，将筋膜球置于左腿小腿下方靠近踝关节的位置。

2 ≫ 保持身体姿势不变，左脚反复进行屈伸运动。重复动作至规定次数，换另一侧做同样动作。

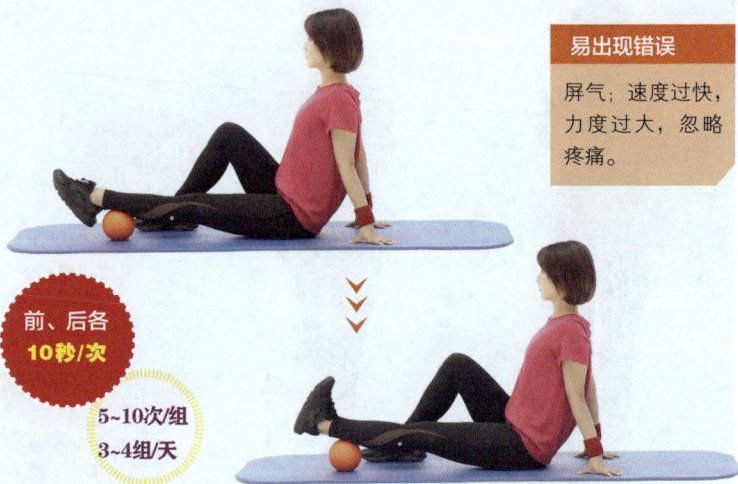

易出现错误

屏气；速度过快，力度过大，忽略疼痛。

前、后各
10秒/次

5~10次/组
3~4组/天

注意事项

可穿静脉弹力袜运动；循序渐进，动作充分，但不要用力过猛；身体平稳，避免扭曲倾斜；腹式呼吸，不屏气；如果感到任何不适，应立即停止运动。

动作益处分析

加强周围关节的灵活性；锻炼足踝、小腿肌群，增强肌肉力量、柔韧性和耐力；缓解疼痛症状；促进身体代谢。

足底筋膜放松

站姿，一侧手臂向前伸展至与地面平行，手掌扶住墙壁或其他固定物来保持身体平衡，另一侧手臂置于腰间，同侧腿略微屈髋、屈膝，将筋膜球置于足底与垫子之间。压球的足底前后左右移动，使球滚动至规定时间。换另一侧做同样动作。

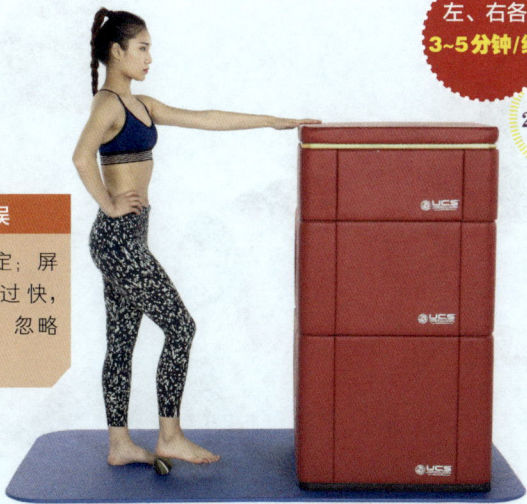

左、右各
3~5分钟/组

2~3组/天

易出现错误

身体不稳定；屏气；速度过快，力度过大，忽略疼痛。

注意事项

循序渐进；深呼吸，不屏气；控制姿势，避免歪斜扭曲，保持核心稳定；避开骨头凸起处；心脏、血管疾病引起的疼痛、骨折、皮肤破损等，禁忌此项；如果出现刺痛感或不适，应及时停止。

动作益处分析

改善肌肉张力平衡；增强神经肌肉控制；改善血液循环；加速身体运动后恢复；缓解疼痛不适。

动态坐式屈膝屈伸脚踝

1》 坐姿，背部平直，双腿向前并拢屈膝，双手支撑于身体两侧，脚尖绷直。

2》 逐渐勾脚尖至目标肌肉有一定程度的牵拉感，回到起始姿势。重复动作至规定次数。

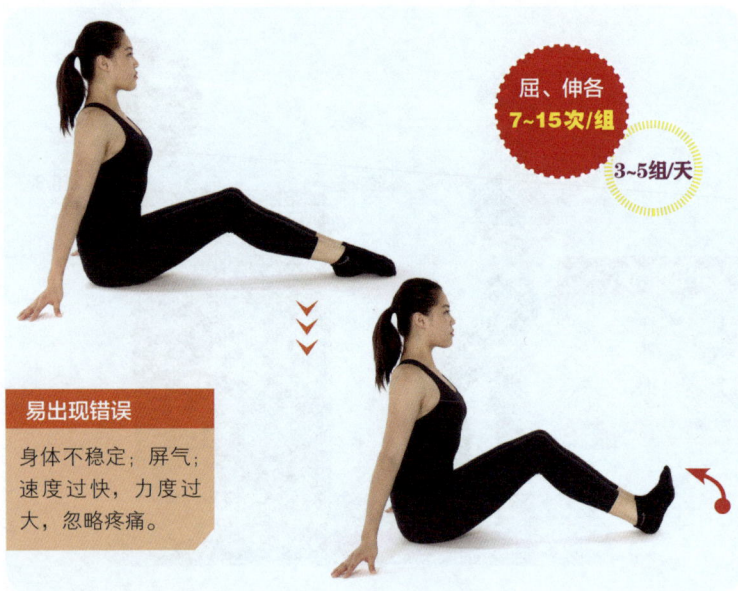

屈、伸各
7~15次/组

3~5组/天

易出现错误

身体不稳定；屏气；速度过快，力度过大，忽略疼痛。

注意事项

避免疼痛；缓慢拉伸；骨折、发烧、关节发炎、拉伸处皮肤有开放性伤口或缝合时不要拉伸；拉伸动作做充分，但如果出现疼痛或不适，应及时停止。

动作益处分析

促进血液循环，使精力充沛；缓解紧张僵硬的肌肉，减少酸痛，增强周围关节的灵活性；增强肌肉弹性；缓解压力。

弹力带踝背屈

1 坐于与腰部等高的跳箱上，上身直立，双臂自然下垂扶于箱面，膝关节位于跳箱外侧并**屈曲呈90°**，**小腿悬空**，将弹力带一端绕过一侧前脚掌固定，使**脚尖朝下**，弹力带另一端固定在腿后下方的其他物体上，保持弹力带有一定张力。

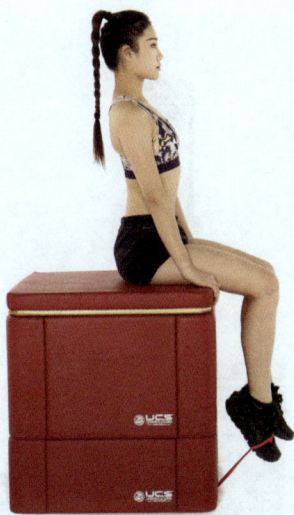

左、右各
10~15次/组

3~4组/天

注意事项

循序渐进，动作充分，但不要用力过猛；身体平稳，避免扭曲倾斜；腹式呼吸，不屏气；如果感到任何不适，应立即停止运动。

2 » 保持躯干姿势不变，小腿前侧发力，前脚掌向上拉伸弹力带至踝关节屈曲到最大限度。保持 1 ～ 2 秒后回到起始姿势。重复动作至规定次数，换另一侧做同样动作。

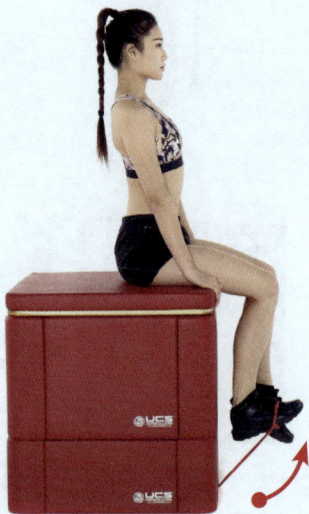

易出现错误

屏气；速度过快，力度过大，忽略疼痛。

动作益处分析

加强周围关节的稳定性；锻炼足踝、小腿肌群，增强肌肉力量和耐力；缓解疼痛症状；促进身体代谢。

坐式八段锦 – 手足钩攀

1 >> 端身盘膝坐或自然坐，双手相叠置于腹前，拇指相对，掌心朝上，凝神静气。

2 >> 左手置于腹部，左腿伸出，同时上身前倾，右手抓住左脚脚尖。然后左右交换，重复同样的动作。重复动作至规定次数。

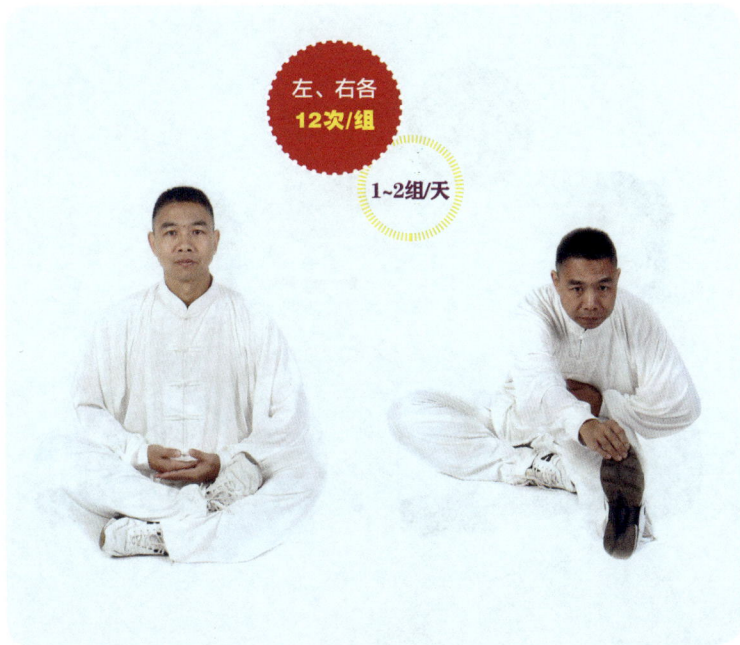

左、右各
12次/组

1~2组/天

动作益处分析

此动作有助于拉伸腰背和腿部肌肉，同时能够提高局部神经敏感性，调节神经系统和内分泌系统。

第 6 章 改善练习

内收肌拉伸

1 » 坐姿，背部平直，双腿屈膝，双脚靠拢，双手握住踝关节，并将前臂分别置于大腿膝关节内侧。

2 » 胸部向双腿间逐渐靠拢，双臂逐渐将大腿推向地板至目标肌肉有一定程度的牵拉感。回到起始姿势，重复动作至规定的时间。

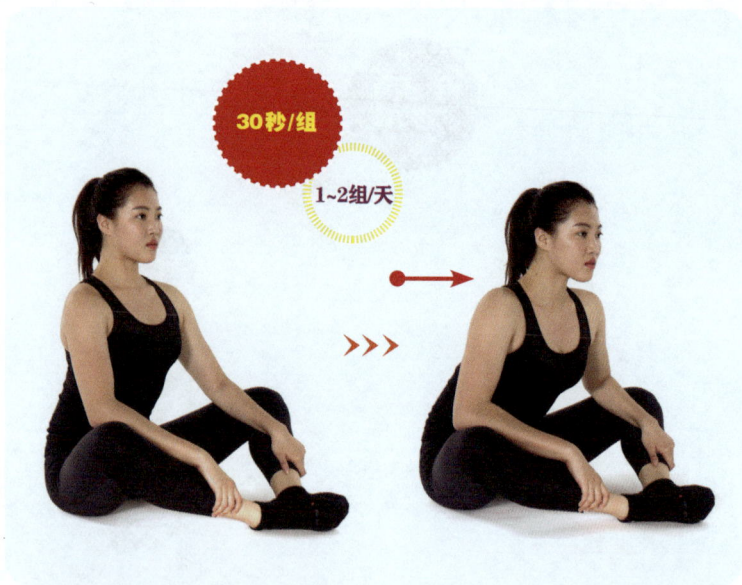

30秒/组

1~2组/天

>>>

注意事项

坐姿盘腿，脚掌相对，尽量靠近身体，肘部顶住双膝内侧向外扩张，身体微前倾，感受大腿内侧肌群的牵拉感。

动作益处分析

延展下肢内收肌群。

按摩足底

坐在跳箱或椅子上，一侧腿屈膝支撑于地面，另一侧腿交叉于对侧大腿之上。双手轻轻按摩足弓至规定时间。换至对侧做同样动作。

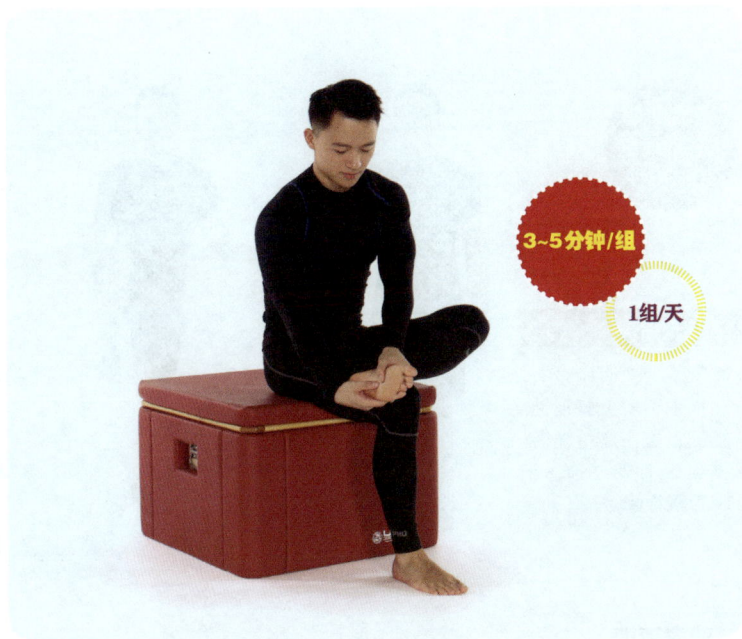

3~5分钟/组

1组/天

注意事项

背部挺直，不要弓背。

动作益处分析

促进血液循环，消除疲劳，改善睡眠。

高抬腿跳绳

1 » 站姿，双脚距离约同肩宽。臀部收紧，挺胸抬头，目视前方，下颌收紧，双臂自然下垂。

2 » 身体微微前倾，快速高抬左腿，同时右腿蹬地发力，随后交换为快速高抬右腿，同时左腿蹬地发力。双臂在身体两侧同时模拟摇绳。

15分钟/组
力竭时休息
30~90秒

3~5组/天

易出现错误

弯腰驼背；眼睛没有直视前方；上臂摆动幅度过大；高抬腿时脚尖没有朝向前方；脚后跟着地。

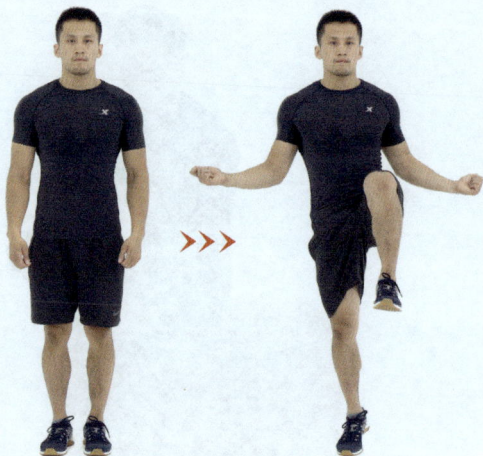

>>>

注意事项

可从简单跳绳变式开始，运动中有任何不适则停止；鞋子不要太硬；高抬腿跳绳前做些热身活动防止扭伤关节，如开合跳、活动手腕和脚踝，运动后拉伸放松臀腿肌肉，防止肌肉粗大结块；超重肥胖者谨慎选择跳绳运动；不建议晨起跳绳。

动作益处分析

提升心肺功能，增强全身协调性，强筋健骨，促进肠道蠕动；促进身体代谢。

1》 双腿并拢站立，双臂自然垂于身体两侧。

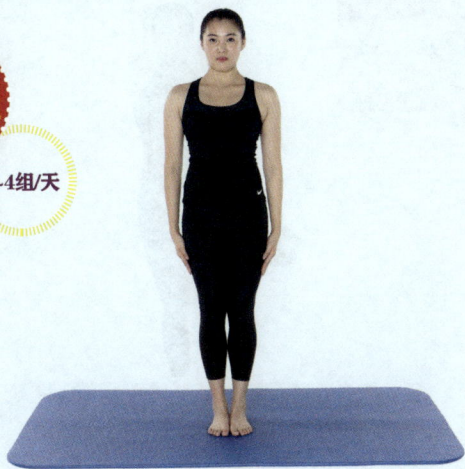

左、右各
1~2分钟/组

3~4组/天

注意事项

可穿静脉弹力袜运动；循序渐进，动作充分，但不要用力过猛；身体平稳，避免扭曲倾斜；腹式呼吸，不屏气；如果感到任何不适，应立即停止运动。

2 >> 一侧腿屈膝，髋部外展，脚抵住对侧大腿内侧。双臂伸过头顶，双掌掌心相对至目标肌肉有一定程度的牵拉感，保持姿势至规定时间。回到起始姿势，换另一侧做同样动作。

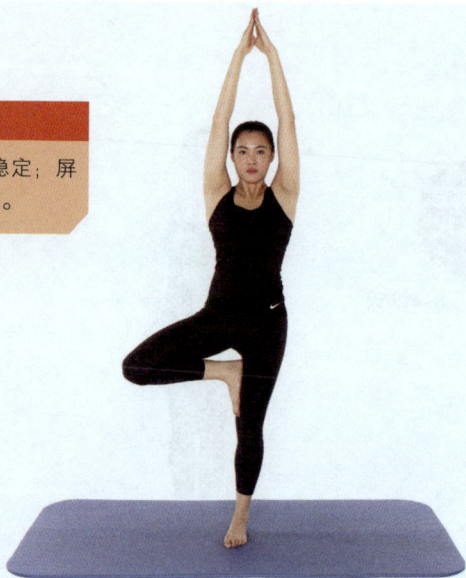

易出现错误

身体歪斜不稳定；屏气；忽略疼痛。

动作益处分析

加强周围关节的稳定性；锻炼全身肌群，增强肌肉力量和耐力；增加身体平衡性；缓解疼痛症状；促进身体代谢。

下犬式拉伸

1 》 双手、双脚撑地，足跟抬起，手臂伸直。

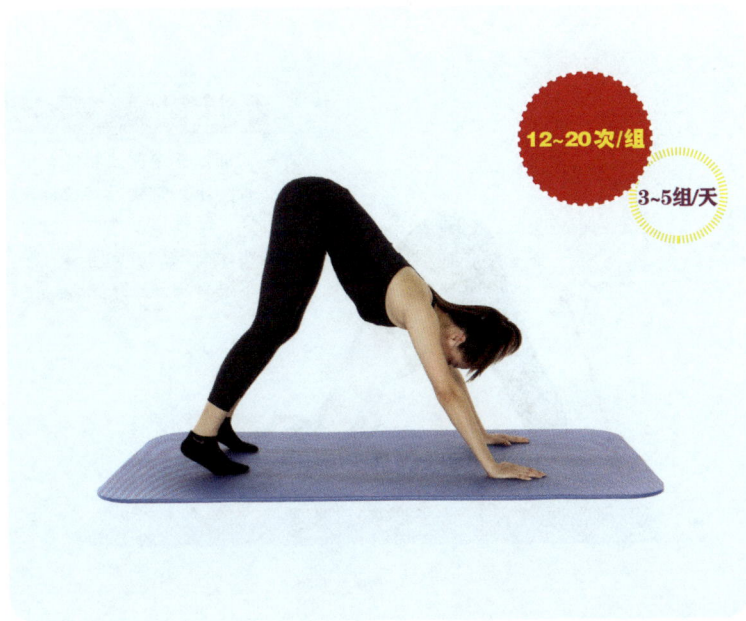

12~20次/组

3~5组/天

注意事项

保持头、颈、脊柱呈一条直线；脚后跟踩不下去时，可以先微屈膝；练习过程中出现心慌、眩晕等不适症状时，需停止并顺势变婴儿式俯卧于地面休息。

2 ≫ 足跟逐渐踩向地面并伸直双膝至目标肌肉有中等程度的牵拉感，保持姿势至规定时间，回到起始姿势。重复动作至规定次数。

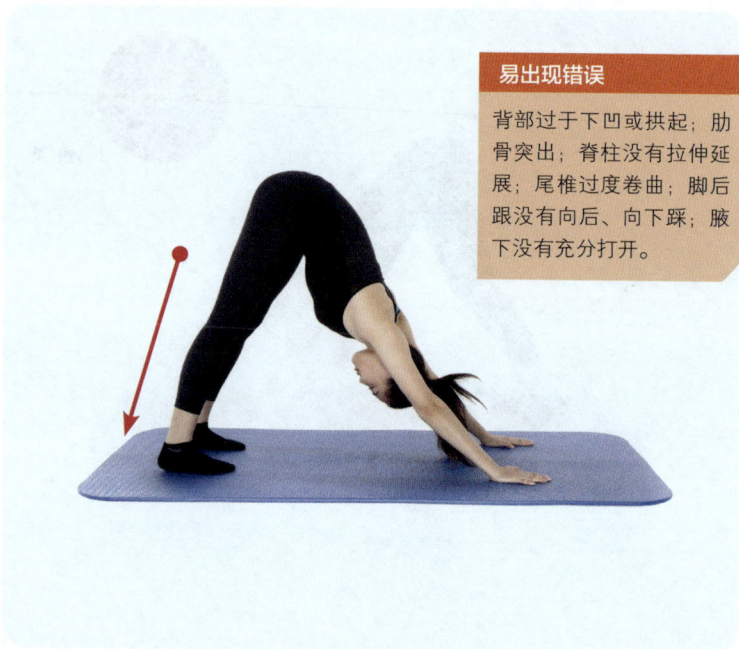

易出现错误

背部过于下凹或拱起；肋骨突出；脊柱没有拉伸延展；尾椎过度卷曲；脚后跟没有向后、向下踩；腋下没有充分打开。

动作益处分析

消除腿、背、脚跟的僵硬感，充分伸展后背和腿部肌肉，消除身体疲劳感。

立式八段锦 – 左右开弓似射雕

1》 双腿并拢直立，然后双脚分开与肩同宽，两腿微屈膝，同时双手微微抱合于腹前，手指张开，掌心向内。

2》 左脚向左侧迈一步，双脚间距离大于肩宽。双臂于胸前交叉，左臂在前，右臂在后，掌心向内，目视前方。

左、右各
3~7次/组

1~2组/天

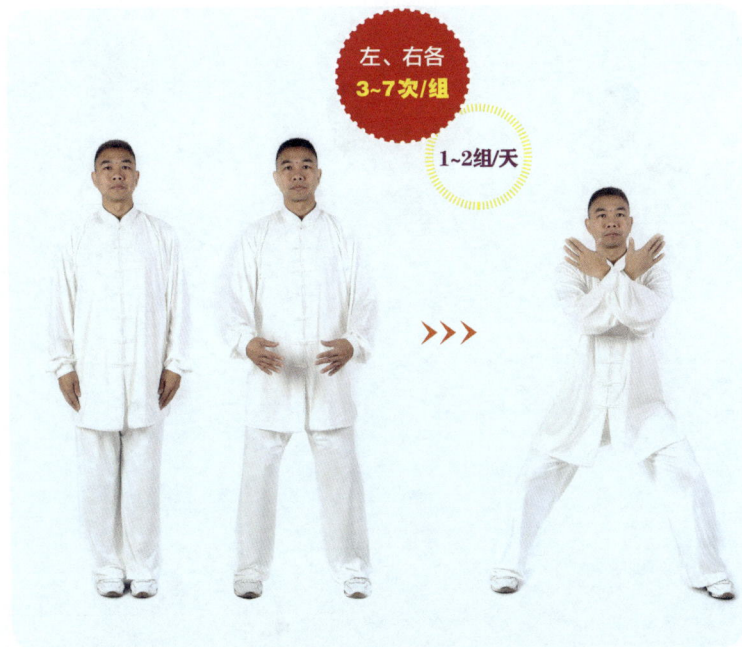

>>>

动作益处分析

可有效发展下肢肌肉力量，提高平衡和协调能力，同时增加前臂和手部肌肉的力量，提高手腕关节以及指关节的灵活性。有利于改善弯腰驼背的不良身体姿势，以及有效预防肩颈疼痛及损伤。

第 6 章 改善练习

161

3 》 双腿直立，随后慢慢下蹲。同时右手虚握，右臂向右拉，直到右手拉至肩前；左手变为八字掌，左臂内旋，向左侧推出，与肩同高，掌心向左。目视左手。两手变掌，右手掌心向外，经胸前向右推出，至右臂伸直。目视右手。

4 》 重心右移，左腿逐渐伸直。随后左脚收回，同时双臂逐渐下落。双脚恢复至与肩同宽的距离，同时双手置于腹前，掌心向内。从步骤2重复动作，方向相反。重复此式至规定次数。

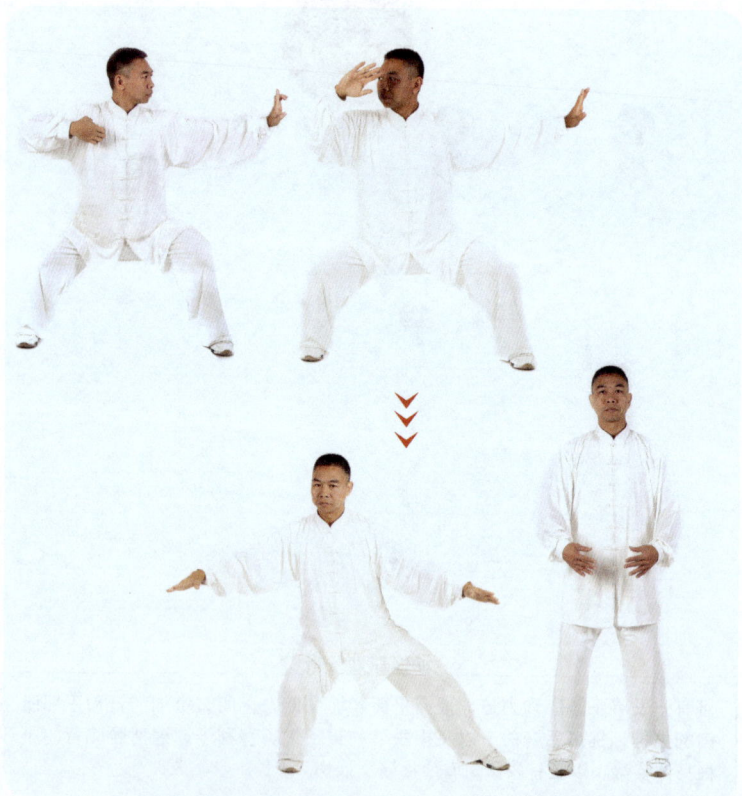

立式八段锦 – 调理脾胃须单举

1 》 双腿并拢直立，然后双脚分开与肩同宽，两腿微屈膝，同时双手微微抱合于腹前，手指张开，掌心向内。

2 》 左掌上举至头顶，掌心朝上，手指朝右，右掌下按至右髋旁，掌心朝下，手指朝前。随后右掌上举至头顶，掌心朝上，手指向左，左掌下按至左髋旁，掌心朝下，手指朝前。最后恢复为初始姿势。重复此式至规定次数。

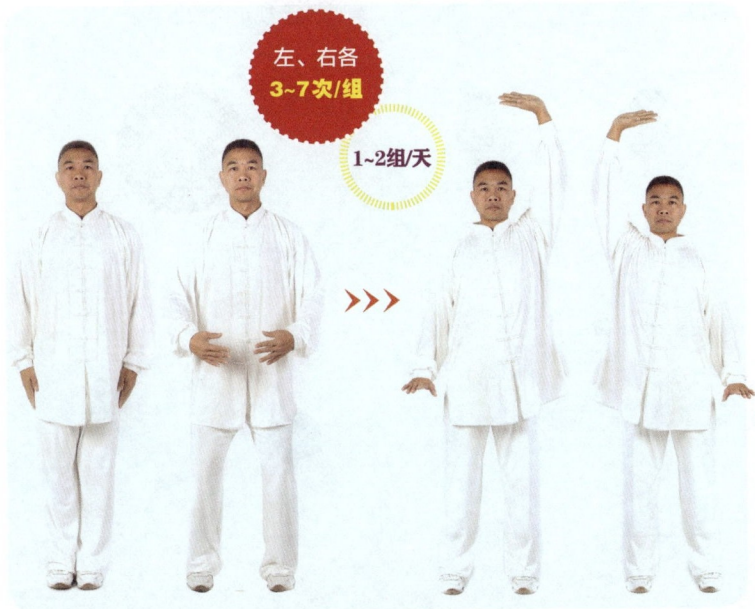

左、右各
3~7次/组

1~2组/天

>>>

◥ 动作益处分析 ◤

通过左右上肢一松一紧地上下对拉，可以有效拉伸腹部，同时可以使脊柱内各椎骨间的小关节以及小肌肉得到锻炼，从而增强脊椎的灵活性和稳定性，以及预防肩颈疼痛及损伤。

立式八段锦－两手攀足固肾腰

1 >> 双腿并拢直立，然后双脚分开与肩同宽，两手沿体前上举，随后降至腋下，向后贴于背部。

2 >> 上身前倾，同时双腿微屈，双手慢慢向下滑动，贴于大腿后侧，并继续向下滑动至脚踝处，目视地面，再沿两脚外侧移至脚面。起身，双腿挺直，同时两手向前方伸出，直至身体直立，双臂上举。双臂回到身体两侧，双脚并立，最后恢复为初始姿势。重复此式至规定次数。

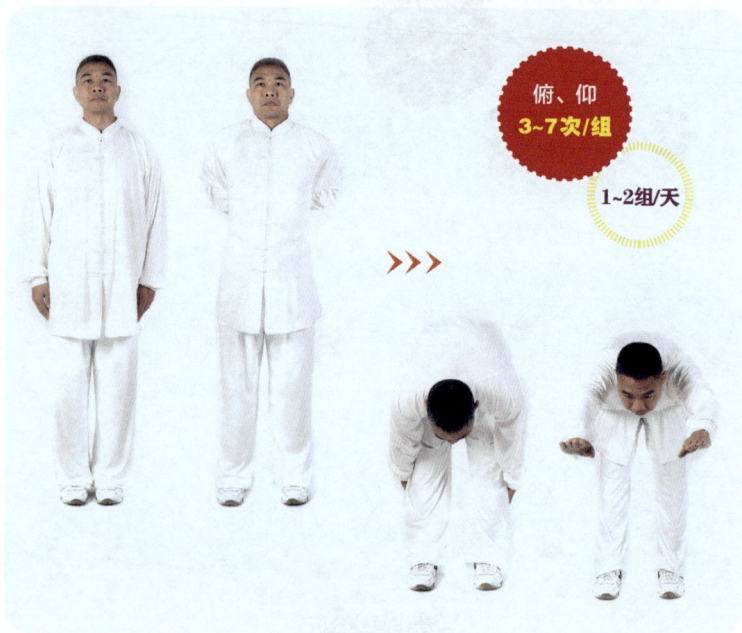

俯、仰
3~7次/组

1~2组/天

>>>

动作益处分析

身体的大幅度前屈可以有效地拉伸大腿后侧肌群。

立式八段锦－攒拳怒目增气力

1》 双腿并拢直立，然后双脚分开与肩同宽。双手握拳位于腰侧，左脚向左迈一步。重心左移使之位于两脚中央，呈马步。躯干挺直，目视前方。

2》 左臂慢慢向前出拳，与肩同高。

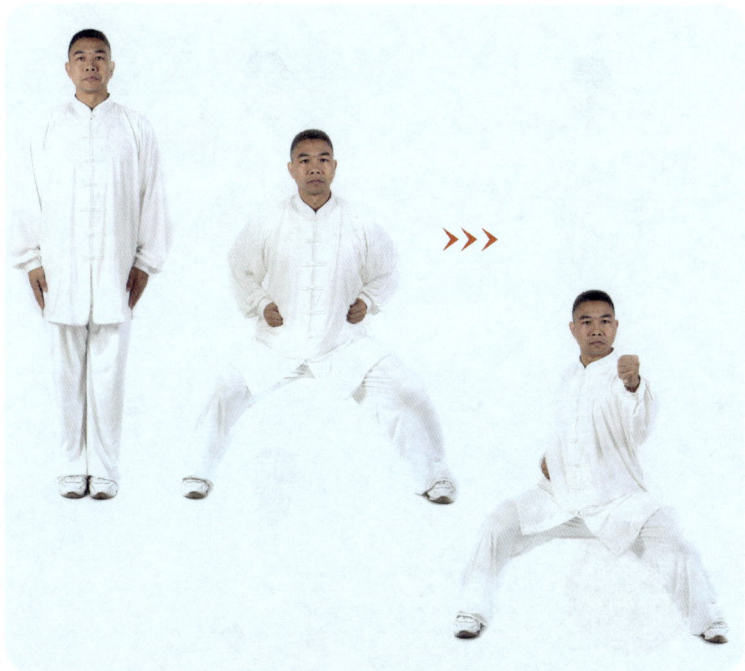

>>>

》 **动作益处分析** 《

双腿下蹲、脚趾抓地、双手握拳和手指强力抓握等动作可有效提高四肢力量及手部和足部关节的灵活性，长期锻炼还可整体提升全身力量。

3 右拳保持不变，同时左拳变掌，左臂内旋，掌心向下。保持姿势不变，左臂继续内旋，直至掌心向左。

4 左臂外旋，掌心逐渐向上，位置依然不变。之后左掌变拳回收至腰部，目视前方。从步骤2重复动作，方向相反。重复此式至规定次数。

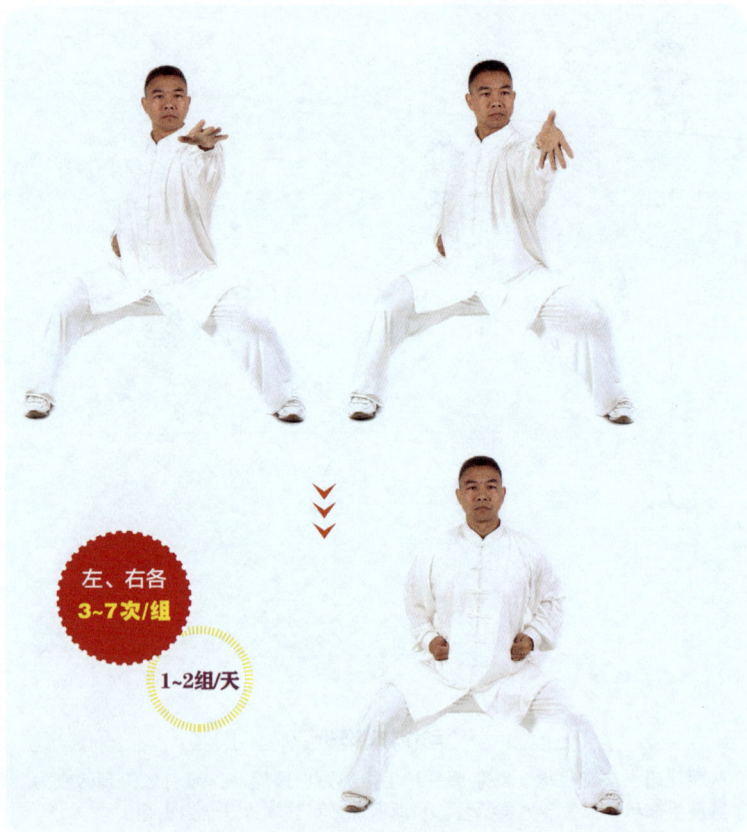

左、右各
3~7次/组

1~2组/天

坐式八段锦 – 叉手按顶

1 ≫ 端身盘膝坐或自然坐，双手相叠置于腹前，拇指相对，掌心朝上，凝神静气。双手于腹前搓掌，之后双手掌心对着面部，向双掌哈气。

2 ≫ 两手十指交叉互握，用力翻掌上托，由体前上举至头顶，臂肘伸直，全身伸展。接着翻掌，屈臂，双手轻轻下按至头顶，最后放下双手，恢复至初始姿势。重复动作至规定次数。

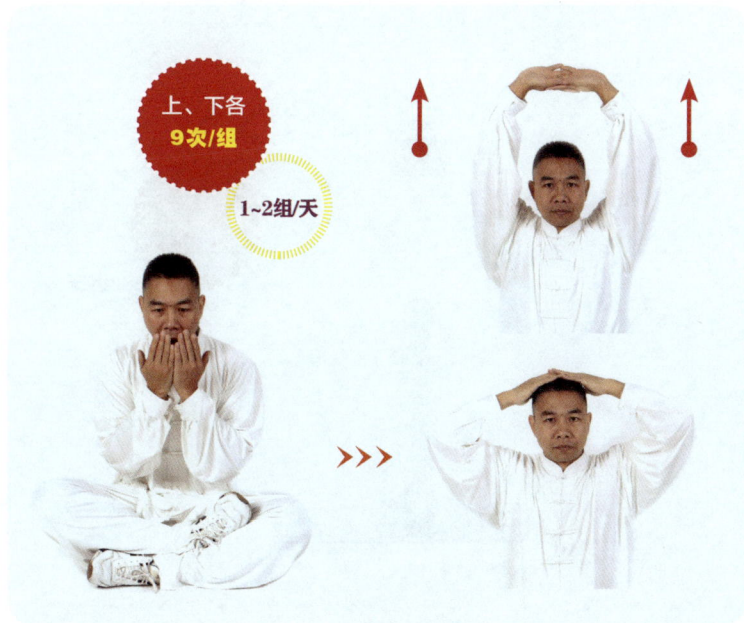

上、下各
9次/组

1~2组/天

> > >

动作益处分析

此动作有助于拉伸躯干、上肢等部位的肌肉，同时增强括约肌力量，还能够调息养身。

波比跳

1 》 站姿，双脚距离约同肩宽，双臂自然下垂，掌心相对，身体挺直。

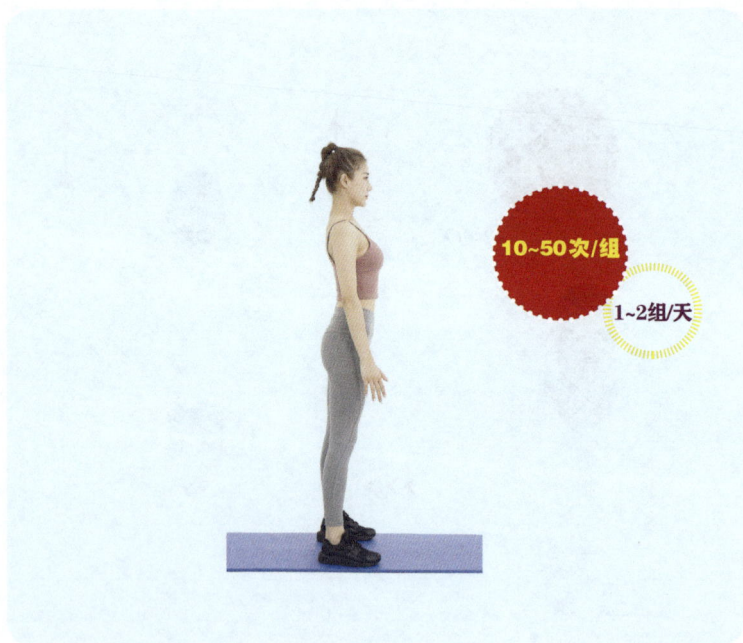

10~50次/组

1~2组/天

注意事项

保持核心、骨盆稳定，使用核心肌群力量带动身体运动。

2 ≫ 下蹲，双臂支撑于地面，接着伸膝、伸髋，呈俯卧撑姿势，然后再手臂发力，肘关节伸展撑起身体，屈膝，屈髋，双脚支撑地面；双脚发力向上跳起，最后回到起始姿势。重复动作至规定次数。

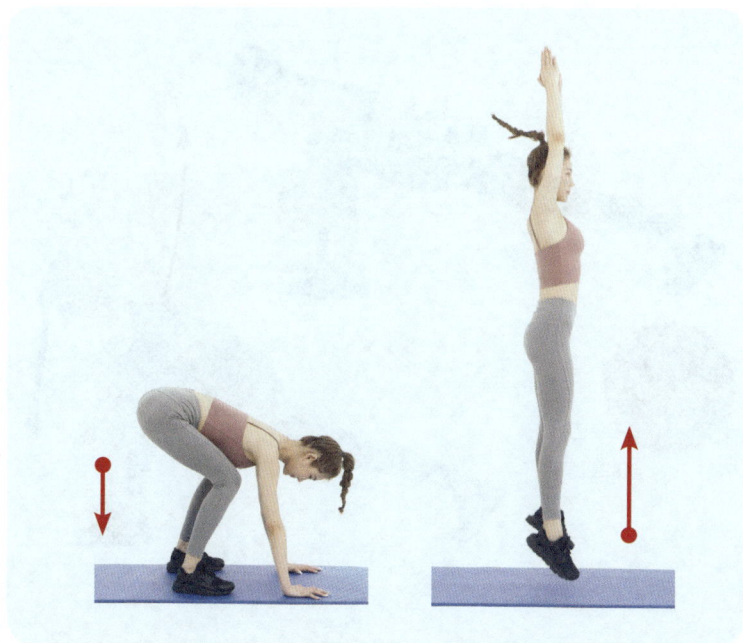

動作益处分析

改善心肺功能。

最伟大拉伸

1 双脚并拢站立，背部平直，腹部收紧，双臂自然垂于身体两侧。右脚向前跨步成弓步，俯身，左手撑地，右臂屈肘。

2 右臂向右、向上打开，眼睛看向指尖，两臂呈一直线。然后右臂收回，撑地于右脚外侧。双腿蹬地起身，回到双脚并拢站立的起始姿势。换另一侧做同样动作，并重复至规定次数。

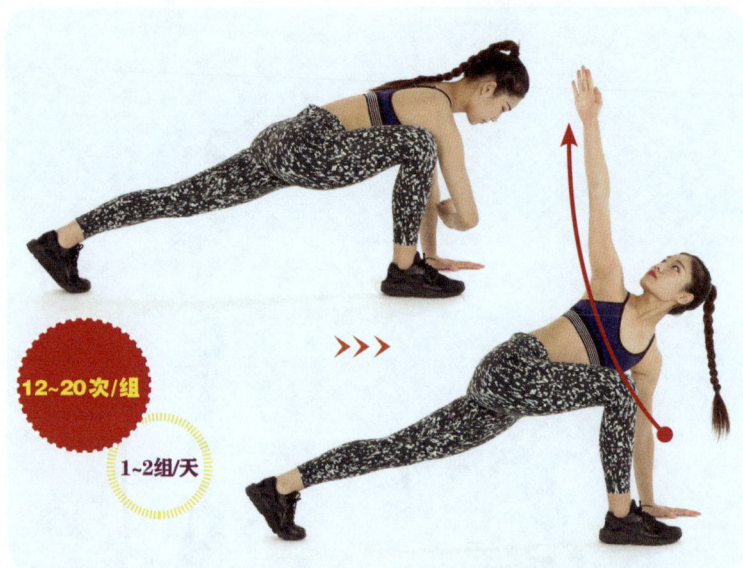

12~20次/组

1~2组/天

注意事项

前后弓步时，保持胸廓骨盆良好对位，核心稳定，躯干向前腿一侧旋转带动手臂打开，感受前腿、臀部及腰腹背部的牵拉感。

动作益处分析

拉伸腰背部、臀部肌肉。

第 7 章

运动方案

针对教师容易出现的几种身体健康问题，本章给出一系列相应的运动方案，每个方案包含数个与健康主题相关的动作，并给出动作的次数、组数、时间等以供参考。教师可借鉴这些方案来进行健身。

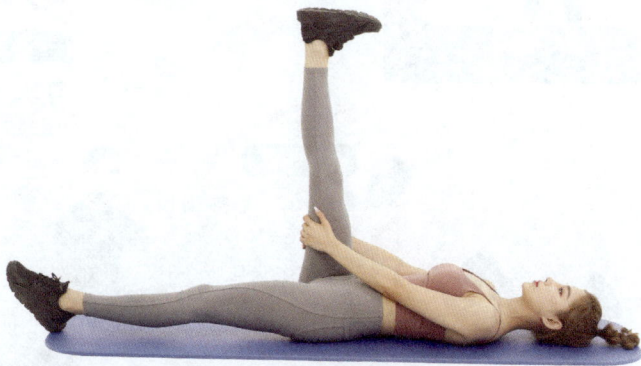

工作间隙，多做全身拉伸操

背后握臂拉伸斜方肌

→ P62

每组：左、右各60秒
每天：3~4组

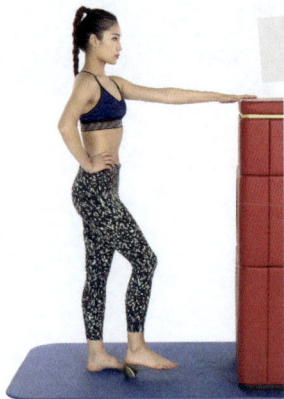

转身运动

→ P107

每组：左、右各7~15次
每天：3~5组

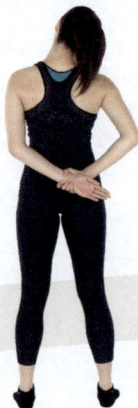

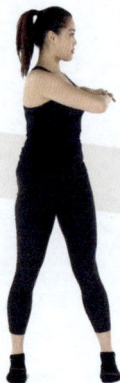

足底筋膜放松

→ P149

每组：左、右各3~5分钟
每天：2~3组

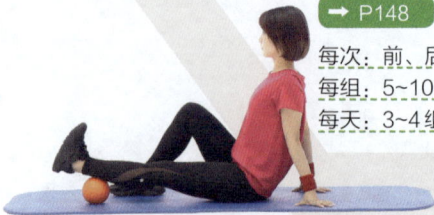

拉伸髂腰肌

→ P134

每次：左、右各10~15秒
每组：2~3次
每天：1~2组

脚尖屈伸

→ P148

每次：前、后各10秒
每组：5~10次
每天：3~4组

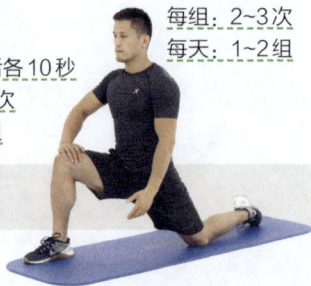

在工作间隙，多做全身性的拉伸动作，能缓解工作带来的身体肌肉僵硬紧张以及由此引发的劳损疼痛症状，有助于消除疲劳，疏解压力，恢复身体活力。此方案包括了肩颈部、腰背部、手臂腕部、手指、髋部、腿部、足部的拉伸以及脊柱灵活性的锻炼，综合考虑了全身主要易紧张疲劳的肌肉关节，对其进行拉伸放松运动。注意事项：拉伸时动作要充分到位，但不可力度过大、速度过快，以免造成过度拉伸损伤；拉伸时保持放松深呼吸，最好是腹式呼吸，能辅助消除精神压力；有骨折、发烧、关节发炎、拉伸处皮肤有开放性伤口或缝合的情况时，不要拉伸；应避免疼痛，如果出现疼痛或不适，应及时停止。

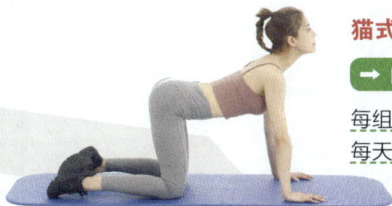

猫式拉伸

➡ P109

每组：上、下各7~15次
每天：3~5组

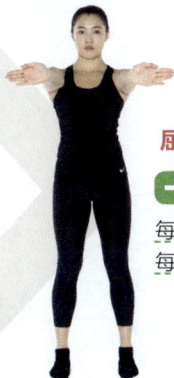

屈伸手腕

➡ P86

每组：屈、伸各7~15次
每天：3~5组

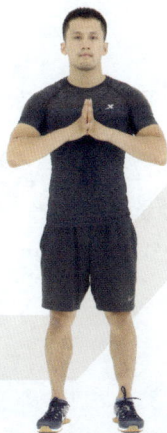

手指左右摇摆对抗伸展

➡ P77

每次：5秒
每组：2~3次
每天：3~5组

早晨起床、傍晚工作结束，一套操舒畅身体、解压解乏

**立式八段锦 –
调理脾胃须单举**

➡ P163

每组：左、右各3~7次
每天：1~2组

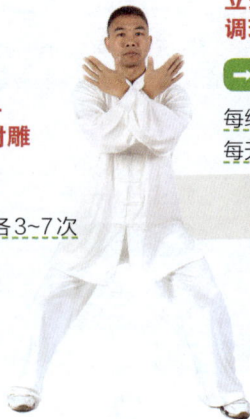

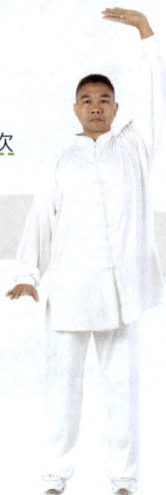

**立式八段锦 –
左右开弓似射雕**

➡ P161

每组：左、右各3~7次
每天：1~2组

**坐式八段锦 –
手足钩攀**

➡ P153

每组：左、右各12次
每天：1~2组

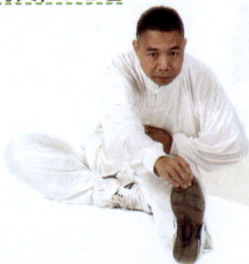

**坐式八段锦 –
叉手按顶**

➡ P167

每组：上、下各9次
每天：1~2组

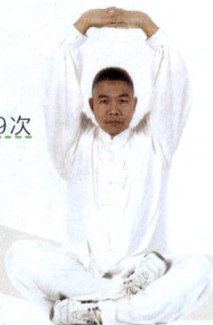

推荐早晨起床练习八段锦，傍晚工作结束练习八部金刚功，后者是前者的难度提高进阶版本。八段锦是传统养生健身功法，其益处多多，适合全年龄段练习；练习时无需器械，不受场地局限，简单易学又节省时间，坚持每日练习有强身健体、舒筋解乏、促进血液循环、缓解身体疼痛等益处。教师是久站久坐人群，根据人群特点，本方案结合立式八段锦和坐式八段锦功法，在其中各选取四式，共八式作为一套练习。注意事项：练习时用鼻吸气呼气，舌顶上腭，自然呼吸，不可屏气，尽量用腹式呼吸；过饥过饱时不可练习；练习过程中身体有任何不适感则立即停止练习，心脑血管患者练习时动作幅度应减小；发力应不疾不徐、连绵不断，不可生硬，尽量将动作做到位；练习姿势应头正、身正、身体放松、下巴微收，立式时膝不过脚尖。

立式八段锦 – 两手攀足固肾腰

➡ P164

每组：俯、仰各3~7次
每天：1~2组

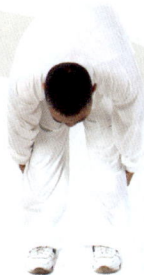

立式八段锦 – 攒拳怒目增气力

➡ P165

每组：左、右各3~7次
每天：1~2组

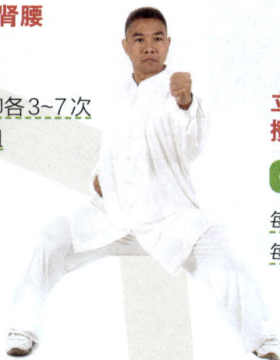

坐式八段锦 – 双关轱辘

➡ P74

每组：36次
每天：1~2组

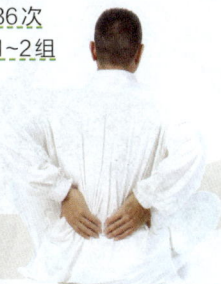

坐式八段锦 – 微摇天柱

➡ P73

每组：6次
每天：1~3组

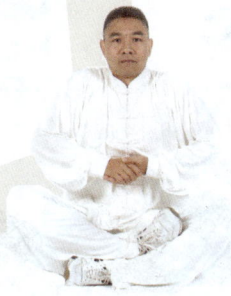

每周都要做提升力量、改善心肺功能的练习

绕肩运动

→ P64

每组：顺、逆时针
各15~30次
每天：3~5组

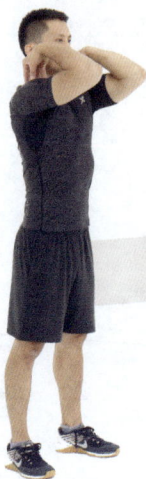

波比跳

→ P168

每组：10~50次
每天：1~2组

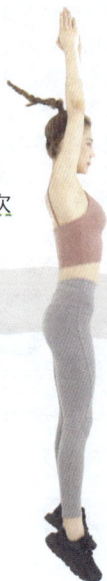

内收肌拉伸

→ P154

每组：30秒
每天：1~2组

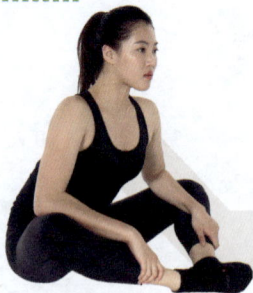

仰卧扭转脊椎

→ P104

每组：左、右共3~5分钟
每天：1~2组

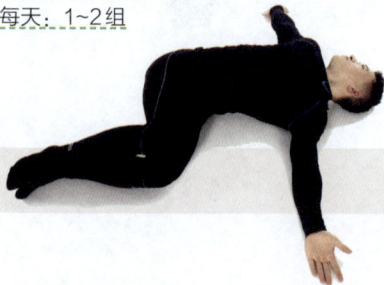

增强肌肉力量耐力和心肺功能对提升生命健康质量、延长寿命有重要意义。本套方案综合考虑了从热身到主要训练再到拉伸放松恢复的全过程，共选取了八个动作。先进行低强度关节活动，使身体进入运动状态，然后做全身肌群运动，再针对性进行核心肌群训练，提升运动强度，然后进行恢复性放松及拉伸，帮助消除运动带来的乳酸堆积，促进身体代谢，纠正身体姿态。注意事项：循序渐进，量力而行，逐渐增加动作强度；动作宁可慢，也要做到位，才能保障运动效果；不要忽视身体疼痛不适感，若出现则立即停止训练。

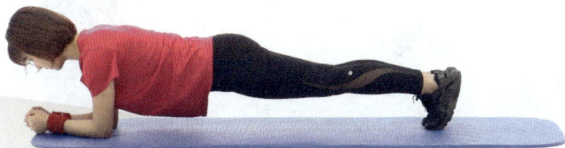

平板支撑

➡ P111

每次：10~60秒
每组：2~3次
每天：3~5组

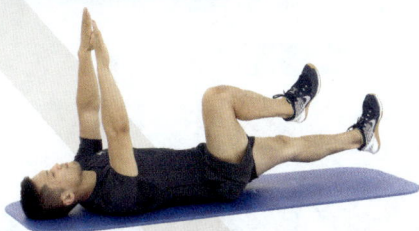

死虫子式训练

➡ P119

每组：双侧各10~15次
每天：3~4组

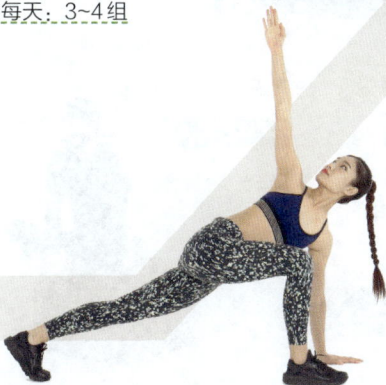

最伟大拉伸

➡ P170

每组：3~5分钟
每天：1~2组

睡前拉伸、冥想，舒缓助眠

下犬式拉伸

→ P159

每组：12~20次
每天：3~5组

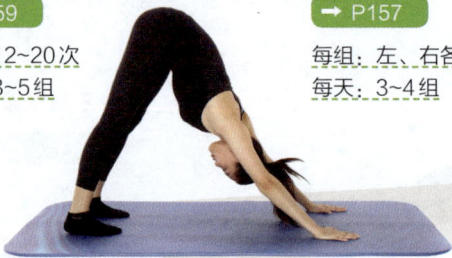

树式

→ P157

每组：左、右各1~2分钟
每天：3~4组

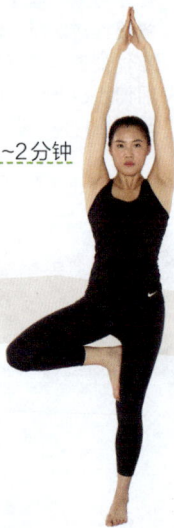

仰卧腹式呼吸

→ P128

每组：3~5分钟
每天：3~5组

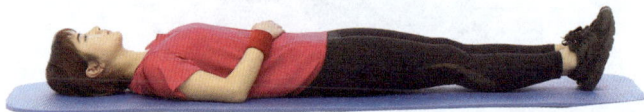

90-90式呼吸

→ P129

每组：5~10分钟
每天：2~4组

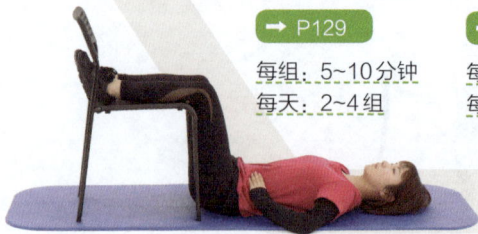

按摩足底

→ P155

每组：3~5分钟
每天：1组

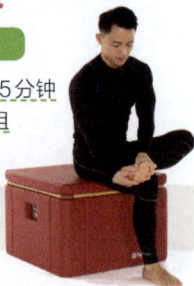